시니어를 위한 하루 5분 코어 운동

신디 브레즈, 타미 브레즈 제니티스 지음

운동을 통해 건강을 증진하고
최고의 삶을 살기 위해 노력하는
전 세계 시니어들에게 이 책을 바칩니다.

일러두기

* 이 책의 주석은 독자의 이해를 돕기 위해 옮긴이가 추가한 것입니다. 주석은 번호([10])로 표시하였으며, 156~157쪽에서 풀이를 확인할 수 있습니다.

* 외국어 표기는 국립국어원 외래어표기법을 따랐으며, 일반적으로 통용되는 표기가 있을 경우 이를 참조하였습니다.

여는 글

이 책을 펼친 여러분, 환영합니다!

저는 신디 브레즈예요. '미국 운동과 피트니스 협회**AFAA**'와 '실버 스니커스'라는 시니어 피트니스 프로그램의 그룹 피트니스 공인 강사이자 골든 하트 프로그램의 수석 피트니스 전문가로 일하고 있습니다. 이 책의 공저자는 저의 사업 파트너인 우리 딸 타미예요. 타미는 저의 운동 파트너이기도 하지요. 우리는 한 팀이 되어서 시니어들이 운동을 통해 몸뿐만 아니라 마음까지 치유하고 다치는 일이 없도록 열심히 돕고 있습니다.

우리는 나이가 들수록 지혜로워지고, 가족과 친구와 더 많은 시간을 보내게 되며, 여행할 기회도 많아집니다. 이런 '경로우대'를 어느 누가 사랑하지 않을까요? 하지만 문제도 생깁니다. 나이가 들면서 우리의 몸은 점차적으로 쇠퇴하게 됩니다. 뼈가 얇아지면서 골밀도가 낮아지고, 골절의 가능성도 커집니다. 근육은 힘을 잃고 균형은 불안정해지지요. 기억력도 약해져서 예전에는 쉽게 생각났던 것들도 떠올리기 어려워집니다. 신진대사도 늦어지고요. 너무 가혹하지요?

이렇게 노화로 인한 좌절이 신세 한탄의 원인일까요? 아닙니다. 나이가 들면서 생기는 증상은 우리 인생의 현실이지만, 그런 증상을 그냥 받아들일 필요는 없어요. 규칙적인 운동 습관을 들이면 골다공증에 맞서고 골절을 막을 수 있습니다. 근육운동을 매일 하면 근육이 튼튼해질 수 있어요. 균형감각과 안정성을 찾는 동작을 연습하면 더 오래 서 있을 수 있고 낙상에서 더 빨리 회복될 겁니다. 몸을 움직이면 뇌의 활동이 활발해지고 스트레스가 줄어듭니다. 성가신 신진대사 문제는 어떻고요. 정기적인 운동은 신진대사가 더 효율적으로 작용하게 할 뿐 아니라, 평소에 좋아하는 청바지를 입을 때도 단추를 더 쉽게 잠그게 해줍니다.

이 책에서는 코어에 집중합니다. 코어란 우리의 배와 옆구리와 등을 구성하는 근육과 인대와 힘줄을 말합니다. 1부에서 코어 근력의 중요성에 대해 자세하게 이야기하겠습니다만, 완전한 균형, 늘씬한 허리선(심장 질환과 2형 당뇨의 위험을 줄이는 데 필수적이에요), 그리고 개운함도 강조할 거예요. 개운함이란 자유롭게 몸을 움직일 수 있다는 것으로, 손주들과 놀아주고, 다른 사람 도움 없이 집에서 생활하고, 운전도 하고, 테니스나 정원 가꾸기 같은 취미도 즐기는 것이지요. 이런 일들은 건강하지 않으면 절대로 할 수 없으니까요.

이 책은 튼튼한 코어를 가지고 일상에서 자신 있게 움직일 수 있는 방법을 알려줍니다. 먼저 주요한 코어 근육들을 자세히 살펴봅니다. 지금 어떤 근육을 운동하는지, 그 운동은 어떻게 도움이 되는지를 알면 운동에 더 집중하기 쉬워지거든요. 아울러, 안전하게 운동하기 위해 기본적으로 해야 하는 것과 하면 안 되는 것도 알아볼 거예요.

그러고 나서 2부에서는 40가지 맞춤 운동을 네 종류로 나눠서 소개합니다. 앉아서 하는 운동, 서서 하는 운동, 매트에서 하는 운동, 웨이트(무게가 나가는 도구)를 이용하는 운동, 이렇게 말이지요. 각각의 운동을 단계별로 알려드릴 거예요. 3부에서는 이 운동들을 합쳐서 매일 자연스럽게 따라해볼 수 있게 만든 짧은 프로그램을 담았습니다.

튼튼한 코어를 만들어서 그 모든 효과를 누리기 위해 일상을 완전히 바꿀 필요는 없습니다. 이 책을 다 읽고 나면 코어 근육을 강화하고, 균형을 유지하고, 기동성을 보존하기 위한 방법을 알게 될 겁니다. 그리고 계속해서 그 방법들을 다시 활용하게 될 거예요.

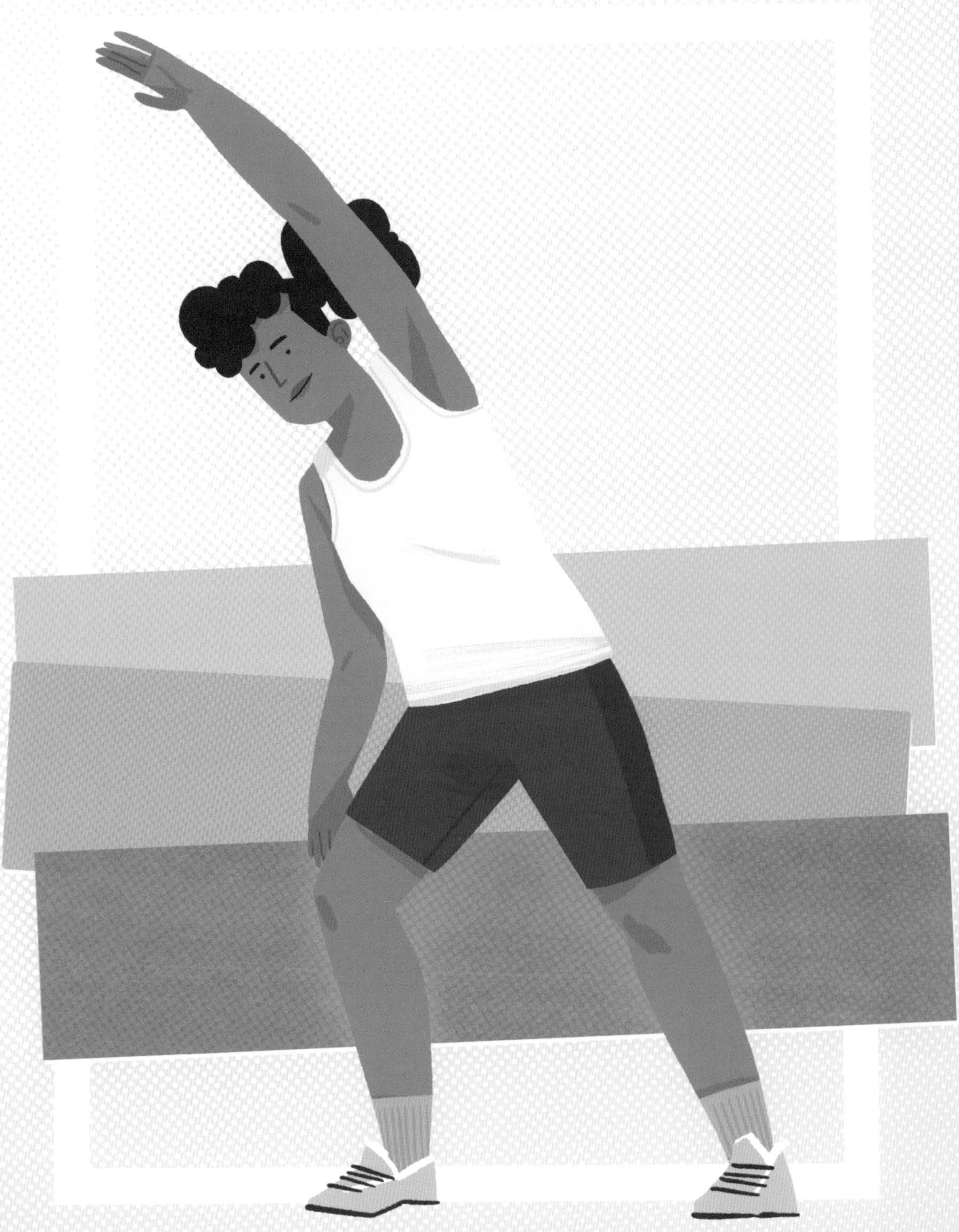

1부

코어와 우리 몸

최근에 몸통 운동을 하면서 즐거웠던 때가 언제였나요? 만약 "그런 적 없어요!"가 답이라 해도 놀랄 일은 아닙니다. 하지만 운동 효과로 바꿔서 생각해보면, 코어를 단련한다는 것이 정말로 즐거운 일이라는 걸 알게 될 겁니다.

미국 시니어들을 상대로 조사한 바에 따르면, 노화와 관련된 걱정 중 으뜸이 신체 건강을 유지하는 것입니다. 코어 근력은 신체적 자유의 핵심입니다. 코어 운동을 하루 일과로 삼으면, 그 효과를 당장 느낄 수 있습니다. 가동범위가 넓어지고 몸의 균형을 통제하게 될 거예요. 옷을 입을 때 자신감을 갖는 건 물론이고요.

눈치챘겠지만, 코어 근력이 있다는 건 그저 윗몸일으키기를 100번 할 수 있다는 의미가 아닙니다. 코어 근력을 키우는 것은 통증을 줄이고 부상을 막는 체계적인 방식입니다. 코어는 척추를 지지하므로, 코어가 약하면 다른 주요 근육들이 그 일을 대신해야 합니다. 그러면 몸 전체의 정렬이 흐트러지게 되어, 등과 엉덩이와 무릎에 통증이 생기고, 몸의 균형을 잃기 십상입니다.

근육 살펴보기

코어는 근육뿐만 아니라 뼈와 신경과 인대와 힘줄의 복잡한 네트워크로서, 척추에 붙어 있습니다. 이런 코어는 몸에 딱 붙는 속옷처럼 몸을 완전히 감싸고 있는데, 엉덩이 아래까지 이어집니다.

코어 근육들을 더 잘 이해하려면, 해부학적인 지식이 조금 필요합니다. 새로 하는 코어 운동이 습관이 되면, 예전과 다른 근육의 움직임이 느껴져서 "아, 이거구나!" 하실 겁니다.

복횡근(배가로근)

배꼽의 양쪽, 몸통의 앞면에 위치한 복횡근은 복사근 아래에 한 층으로 깔려서 복부의 가장 안쪽의 평평한 근육을 구성합니다. 복횡근은 호흡에 도움을 주고, 몸을 움직일 때마다 척추 아랫부분과 골반을 고정시키는 데 아주 중요한 역할을 합니다.

복사근(배빗근)

복사근은 갈비뼈부터 골반까지 사선으로 뻗어 있으며, 두 세트의 근육으로 이루어집니다. 외복사근은 내복사근의 바로 위에 위치하는데, 외복사근의 근섬유는 내복사근과 수직으로 뻗어 있습니다. 외복사근과 내복사근은 동시에 일을 해서 몸통을 옆으로 굽히거나 돌리거나 척추를 둥글게 말 수 있게 해줍니다. 또한 무거운 물건을 들어올릴 때, 척추를 받쳐주기도 합니다.

복직근

남들이 부러워하는 식스팩, 왕王 자가 새겨지는 부위입니다. 다들 목표로 삼는 이 근육이 복직근으로서, 흉골부터 치골까지 복부의 양쪽에서 세로로 이어집니다. 몸

주요 코어 근육 해부도

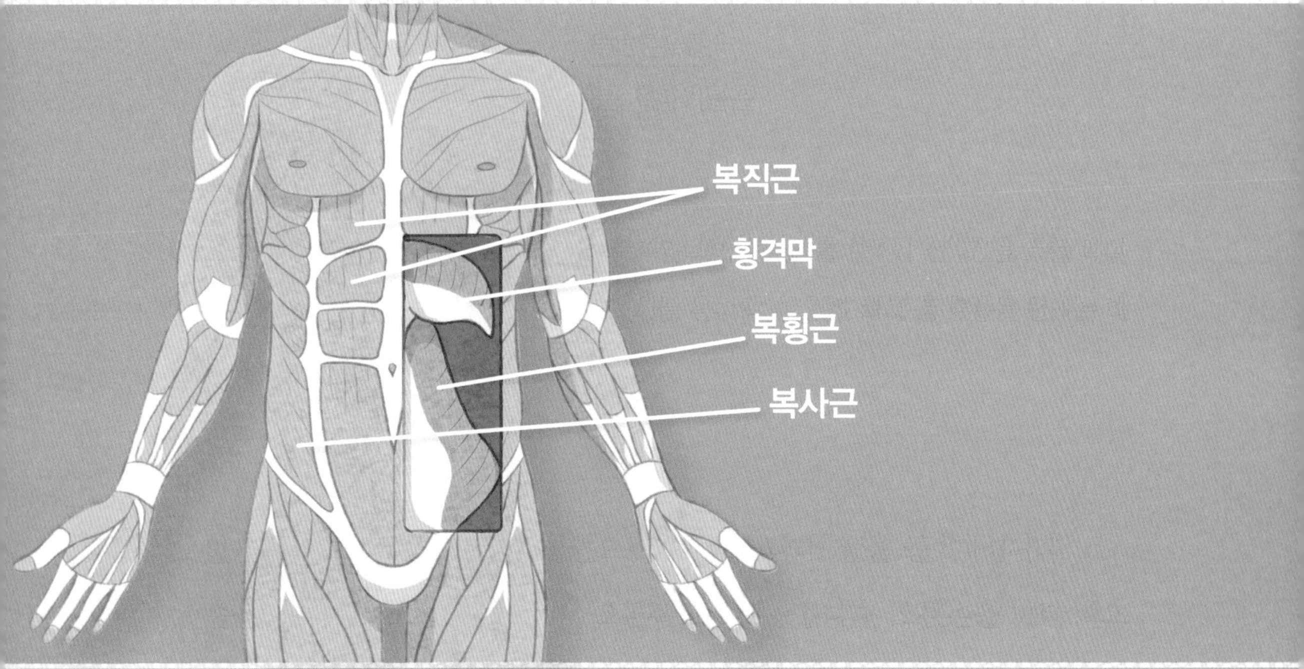

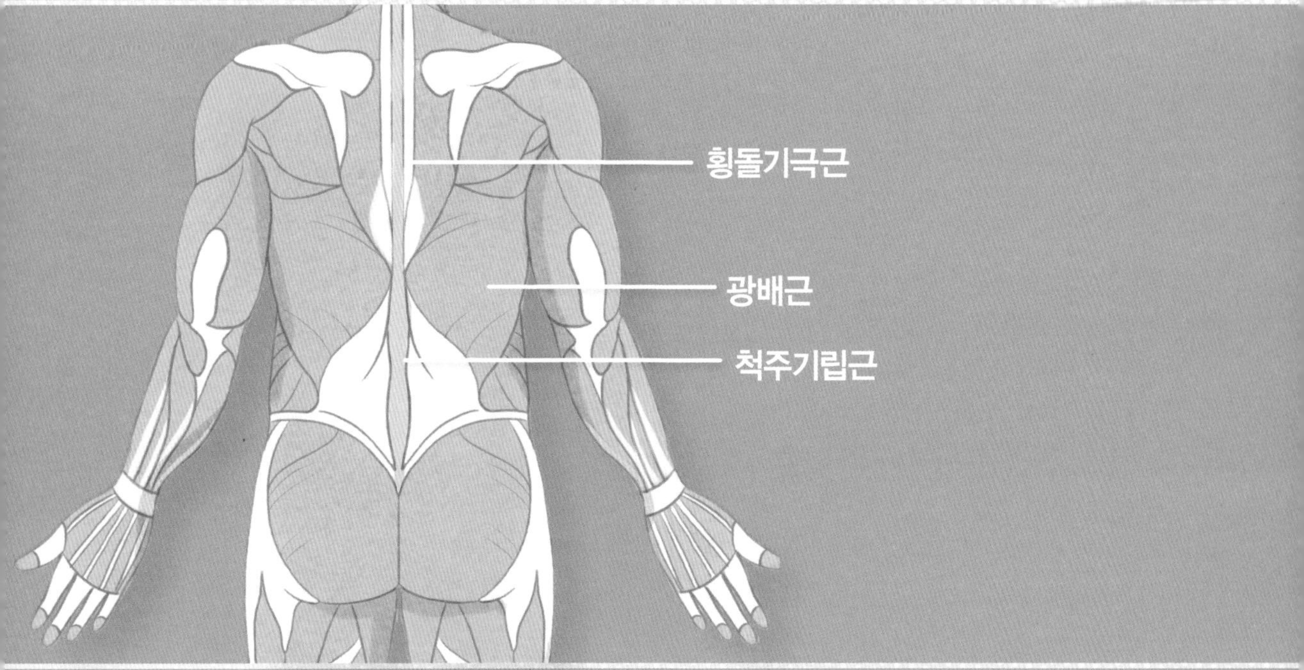

통을 앞으로 숙이거나 골반을 기울일 때 사용됩니다.

횡돌기극근과 척주기립근

이 두 근육은 머리부터 골반까지 척추에 붙어 있습니다. 척추를 안정화해서 척추가 움직일 수 있게 아주 중요한 일을 하는데, 일상적인 행동들에 포함된 수많은 동작들을 하기 위해 필수적인 근육입니다. 척추 근육들은 몸의 자세를 인지하는 고유수용감각[1]에 큰 역할을 합니다. 그래서 의식하지 않아도 우리 몸의 균형을 유지할 수 있게 해줍니다.

광배근

광배근은 상체에서 가장 큰 근육입니다. 어깨뼈 바로 아래에서 뻗어나와 등을 가로질러 골반까지 이어지며, 척추를 안정화하고 어깨를 움직이는 데 도움을 줍니다.

횡격막

가슴 맨 아랫부분에 위치한 이 근육은 흉부와 복부를 분리합니다. 숨을 들이마실 때 수축되고 평평해져서 진공청소기와 같은 작용을 합니다. 숨을 내쉴 때는 횡격막이 느슨해지면서 공기를 폐 밖으로 밀어냅니다. 튼튼한 횡격막은 호흡을 돕는 것 말고도, 위산 역류를 막는 데도 도움이 됩니다.

튼튼한 코어의 효과

코어는 몸의 안정성과 기동성의 핵심입니다. 코어를 강화하면 어떤 점이 좋은지, 수많은 과학자들이 밝혀낸 효과들을 몇 가지 살펴보겠습니다.

균형을 향상시킨다

코어가 약하면 두 발로 서 있을 때 불안정해질 수 있습니다. 실제로, 낙상은 65세 이상의 성인에게 부상과 사망의 가장 큰 원인입니다. 복부를 감싸는 근육을 강화하면 몸통에 안정성이 생겨서, 반듯하게 설 수 있고 자유롭게 움직이게 해줍니다.

통증을 줄인다

코어 근육이 약하면 자세가 안 좋아져서 다른 근육들이 대신 지탱해주어야 합니다. 그렇게 되면 등에 통증이 생기는데, 좀 불편한 정도부터 시작해서 다양한 요통을 초래하기까지 합니다. 코어 근력을 기르면 앉았을 때, 서 있을 때, 걸을 때 적절한 자세를 유지하게 도와줍니다. 그러면 다른 근육군에 미치는 압력을 완화해주어 등의 통증도 줄어듭니다.

움직임이 자유롭고 도움이 필요 없다

골프, 테니스, 수영, 정원 가꾸기, 여행, 자원봉사… 움직임이 자유로우면 할 수 있는 활동들은 더 많아집니다. 연구 결과에 따르면, 활동성이 높을수록 노인들의 삶의 질이 높아진다고 하는데, 이것이 핵심입니다.

미국 노년층의 4분의 3이 지금 사는 집에서 오래도록 살고 싶다고 말하지만 그게 가능할 거라고 믿는 것은 46퍼센트뿐입니다. 튼튼한 코어를 만들면 —그래서 균형감각과 기동성이 생기면— 우리가 사랑하는 집에서 오랫동안 생활할 수 있습니다.

건강 상태가 전반적으로 좋아진다

날씬해진 허리선은 자신감을 높일 뿐 아니라 당뇨병이나 심장 질환 같은 만성적인 질병의 위험을 낮춰줍니다.

스트레칭은 잊지 말고 꼭

정기적으로 스트레칭해주지 않으면 근육은 짧아지고 팽팽해집니다. 그러면 정작 그 근육을 사용할 때 완전히 늘어나지 않아서 긴장했다가 찢어질 위험이 있습니다. 이 위험을 줄이려면 매일 운동하기 전뿐만 아니라 하루에도 몇 번씩 가벼운 스트레칭을 하는 것이 중요합니다.

스트레칭은 부상 예방 말고도 다른 효과가 있습니다. 움직임이 자유롭고 도움이 필요 없는 노년기라는 더 큰 목표와 관련이 됩니다. 스트레칭을 하면 피가 몸의 여러 부위로 솟구쳐서 고통스러운 염증을 피할 수 있습니다. 근육이 유연하면 바르게 서서 척추를 정렬하기 쉬워집니다. 오래 운전을 하고 나서 기지개를 크게 켤 때 몸이 풀리는 걸 느낀 적이 있다면, 팽팽해지고 긴장된 근육에 스트레칭이 얼마나 좋은지를 이미 몸으로 깨닫고 있는 겁니다.

스트레칭을 할 때는 천천히 하세요. 절대로 불편해질 때까지 몸을 몰아붙이지 마세요. 어느 정도까지 스트레칭을 하느냐보다 제대로 된 자세로 하는 게 더 중요합니다. 이 책에 있는 많은 운동들은 따라 하다보면 스트레칭 효과가 있는 것들입니다. **메트로놈**(38쪽), **삼각형**(54쪽), **고양이와 소**(70쪽) 운동이 그 예입니다.

호흡도 잊지 말고 꼭

운동을 하는 동안 올바른 호흡을 연습하면 산소가 계속 온몸에 흐르게 되어, 운동을 더 편하게, 더 안전하게, 더 오래 할 수 있습니다. 호흡은 스트레칭처럼 혈액순환이 잘되게 하고 통증과 염증을 줄이는 역할을 합니다.

일관되고 규칙적인 호흡은 탈장이 되는 것을 줄여주는 것은 물론, 운동을 하는 동안 혈압이 급격히 오르거나 고통스러운 경련이 일어나는 것을 막는 데 도움이 됩니다. 게다가 호흡에 집중하는 것은 운동에 집중하고 각 동작 하나하나를 최대한 활용하기 위한 좋은 방법입니다.

운동을 처음 하거나 한동안 안 하다가 다시 시작한다면, 호흡을 조절하는 게 부자연스럽게 느껴질 수 있습니다. 올바른 호흡은 운동과 마찬가지로 시간이 지나면 쉬워집니다. 코어 운동을 하는 동안 올바른 호흡을 하기 위한 몇 가지 팁을 알려드릴게요.

좋은 자세를 연습하세요. 곧게 서거나 앉으면 가슴이 열려서 깊고 온전한 호흡을 할 수 있어서 헐떡이지 않게 됩니다.

힘을 뺄 때 들이마시고 힘을 줄 때 내쉬세요. 예를 들어, 크런치[2]를 하는 경우, 몸을 펴서 누워 있을 때 들이마시고 상체를 들어올릴 때 내쉽니다.

숨을 참지 마세요. 호흡을 급하게 하지 않고, 일정한 리듬을 유지하려고 노력해야 합니다. 동작을 할 때 음악을 듣는 것도 방법입니다. 음악의 박자에 맞춰 숨을 들이마시고 내쉬는 것이 도움이 된다는 사람들도 있습니다.

숨을 고를 수 없으면, 속도를 줄이거나 잠시 쉬세요. 팔을 머리 위로 들어올리고 숨을 들이마셔보세요. 그러고 나서 팔을 내려 앞으로 뻗으면서 숨을 깊게 내쉬세요. 심박수가 낮아질 때까지 반복합니다. 편안해지면 운동을 다시 시작하세요. 숨이 계속 가쁘면 아예 다음날 다시 하세요.

운동에 대한 잘못된 상식과 실수

건강 관리를 최우선으로 하지 않는 핑계는 다양합니다. 잘못된 정보의 결과 때문이기도 하고, 나쁜 습관이 몇 년 동안 체화된 탓이기도 하지요. 이런 핑계에 걸려들지 않으려면, 미리 운동에 대한 잘못된 상식과 실수를 알아봅시다.

잘못된 상식

시니어들이 흔히 확신하는 운동에 대한 잘못된 상식 몇 가지가 있어요. 진실이 아닌 이런 믿음은 우리의 잠재력을 충분히 발휘하지 못하게 할 뿐 아니라 부상의 원인이 되기도 합니다.

나는 운동을 하기엔 너무 늙었어

우리 강습 회원 중 한 명인 페그는 최근에 99세가 되었는데도 여전히 수업에 거의 빠짐없이 나옵니다. 아주 특수한 상태를 제외하면, 운동은 나이와 상관 없이 누구에게나 좋은 것입니다. 규칙적인 운동을 하는 사람은, 50세가 넘어 시작했다 하더라도, 운동을 아예 하지 않는 동년배에 비해 조기사망의 위험을 눈에 띄게 줄일 수 있습니다. 만약 운동이 맞지 않을 것 같다는 특수한 이유가 있다면, 운동을 시작하기 전에 의사와 상의하세요.

시작하기엔 너무 늦었어

이건 솔직히 말해서 헛소리예요. 이러한 주제에 대한 과학적 연구는 아주 놀랍습니다. 운동을 하는 60세 이상의 사람들을 두 집단으로 나눠서 연구를 한 적이 있어요. 한 집단은 지난 20년간 일주일에 두 번 운동을 한 사람들이고, 다른 집단은 꾸준한 운동 습관이 없던 사람들입니다. 연구자들은 이들 개개인을 운동 전후로 조사

해서 단백질이 근육 안에서 어떻게 발달하고 있는지를 알아보았습니다. 결과는 놀라웠습니다. 두 집단 간에 근육 합성률에는 차이가 없었습니다. 다시 말해, 이전에 전혀 운동을 하지 않았더라도, 지금 시작하면 몇 년 동안 운동을 해온 사람들만큼 성과를 낼 수 있습니다.

운동할 때 힘을 제대로 쓰려면 웨이트 트레이닝을 해야 해

힘을 기르는 것은 무거운 덤벨이나 바벨과 상관이 없습니다. 그건 '저항'의 문제이자 그 저항을 이기는 근육을 만드는 것에 관한 문제이지요. 중력과 결합한 우리의 몸무게는 그 자체로 우리가 힘을 기를 수 있는 많은 저항을 제공합니다. 이 책에 담긴 몇몇 운동들은 무거운 도구들을 활용하지만, 대부분은 그렇지 않습니다. 도구가 필요한 운동을 도구 없이 하는 운동으로 바꿀 수도 있습니다.

운동을 하면 관절염과 골다공증이 더 안 좋아질 거야

오, 이런 잘못된 상식이 사라지길 얼마나 바랐던가요. 오히려 운동 '부족'이 뻣뻣하고 아픈 관절에 훨씬 더 나쁩니다. 관절염과 골다공증을 끼익 소리가 나는 녹슨 자전거 바퀴라고 생각해보세요. 운동은 그 바퀴에 기름을 쳐서 부드럽게 돌아가게 만들어주는 것입니다. 그 자전거가(이 경우, 우리의 몸이) 움직이지 않은 채로 오래 놓여 있을수록 더 녹슬어가겠지요. 조심조심 움직이는 것이야말로 통증을 막기 위해 우리가 할 수 있는 최선의 방법입니다.

실수들

누구나 실수를 합니다. 하지만 미리 주의하는 것만으로도 이런 실수를 피할 수 있습니다.

틀린 자세

운동법은 중요합니다. 횟수를 늘리는 것을 걱정하기 전에, 자세를 바르게 하는 데 집중하세요. 올바른 운동법은 부상을 막을 뿐 아니라 열심히 할 때마다 최대의 효과를 얻을 수 있습니다. 통증이 있는 경우라면 잘못된 운동법으로 인해 통증이 더 심해질 수 있습니다. 이 책은 운동마다 자세한 방법이 그림과 함께 나와 있어서 각 동작을 할 때 바른 자세를 취하는 데 도움이 될 겁니다.

유산소 운동만 하기

매일 걷는 것은 분명히 바람직한 운동이지만, 근육이 줄어들고 뼈가 약화되는 노화를 막기엔 충분하지 않습니다. 주위의 도움을 받지 않고 일상을 즐길 수 있도록 튼튼한 근육과 뼈를 유지하려면 이 책에 나오는 운동들처럼 저항 운동[3]을 포함하는 것이 필수입니다. 일주일에 최소 세 번은 저항 운동을 하도록 노력해보세요.

균형 운동을 빠뜨리기

무언가를 잘하고 싶을 때 우리는 무얼 하나요? 연습을 합니다. 우리가 헛디디거나 미끄러지거나 넘어질 때 몸이 반응해서 바로잡기를 원한다면, 믿기 어렵겠지만, 우리의 뇌가 균형을 잃는 연습을 시켜야 합니다. 균형 운동을 규칙적인 운동 습관에 포함함으로써 뇌가 '넘어지는' 연습을 하도록 뇌를 속일 수 있습니다. **다리 들어 옆으로 크런치**(46쪽)와 **대각선 뒤로 빼기**(56쪽)는 코어를 튼튼하게 하는 동시에 균형감각을 높여주는 아주 좋은 운동입니다.

사람들은 모두 다르다

2부에 나오는 동작들은 누구나 할 수 있는 것들입니다. 몇 년 동안 열심히 운동을 해왔건, 헬스장에 발을 들인 적이 있는지 기억이 나지 않건 말이지요. 이 운동들은 쉽고 언제나 할 수 있으며, 무엇보다 효과적입니다. 그런데 반드시 천천히 하셔야 해요. 이 40가지 동작을 첫날에 모두 하려고 애쓸 필요는 없습니다. 동작을 하거나 힘을 주는 데 불편하지 않은 수준은 각자 다를 겁니다. 나만의 한계도 오늘 다르고 내일 다르겠지요. 오늘은 대여섯 가지 운동을 해내고 나서 뿌듯해할 수 있지만, 내일은 한두 가지에 그칠지도 모릅니다.

우리의 몸은 무언가가 잘못 돌아갈 때 경고신호를 보낸다는 건 의학적인 사실입니다. 예를 들어, 머리가 어지럽거나 띵하면 쉬거나 멈춰야 할 시간이라는 신호입니다. 운동할 때 몸이 좀 힘들고 운동하고 나서 근육이 욱신거리는 건 당연하지만, 날카로운 통증이 계속된다면 "이제 그만!" 하고 몸이 외치는 것일 수 있습니다.

마지막으로, 몸에게 쉬는 시간을 주세요. 매일 어느 정도 몸을 움직이는 게 이상적이긴 합니다만, 일주일 내내 고된 운동을 하는 건 추천하지 않습니다. 대신 일주일에 하루 이틀은 회복하는 데 쓰세요. 쉬는 날에도 걷거나 수영하거나 음악을 틀고 춤을 추거나 하면서 몸을 움직이기 위해 무언가를 할 수 있습니다. 하지만 전력을 다해 몸을 쓰는 일은 하지 마세요.

전문가의 조언을 구하세요

운동을 시작하기 전에 의사 또는 의학 전문가와 상의하세요. 다음 경우에 해당된다면 전문가의 조언이 특히 더 중요합니다. 고혈압이나 심장병이 있는 사람, 운동할 때 가슴에 통증을 느낀 적이 있는 사람, 담배를 피우거나 콜레스테롤 수치가 높거나 비만인 사람, 신체 활동에 변화가 있으면 질환이 악화되는 사람.

이 책에 나오는 운동 프로그램이 당신에게 맞는지는 전문가만이 판단할 수 있습니다. 의학 전문가가 반대한다면 시작하지 마세요. 운동하는 동안 어느 때라도 현기증이 나거나 어지럽거나 통증이 있거나 숨이 가쁘면 당장 멈추고 전문가와 상의하세요.

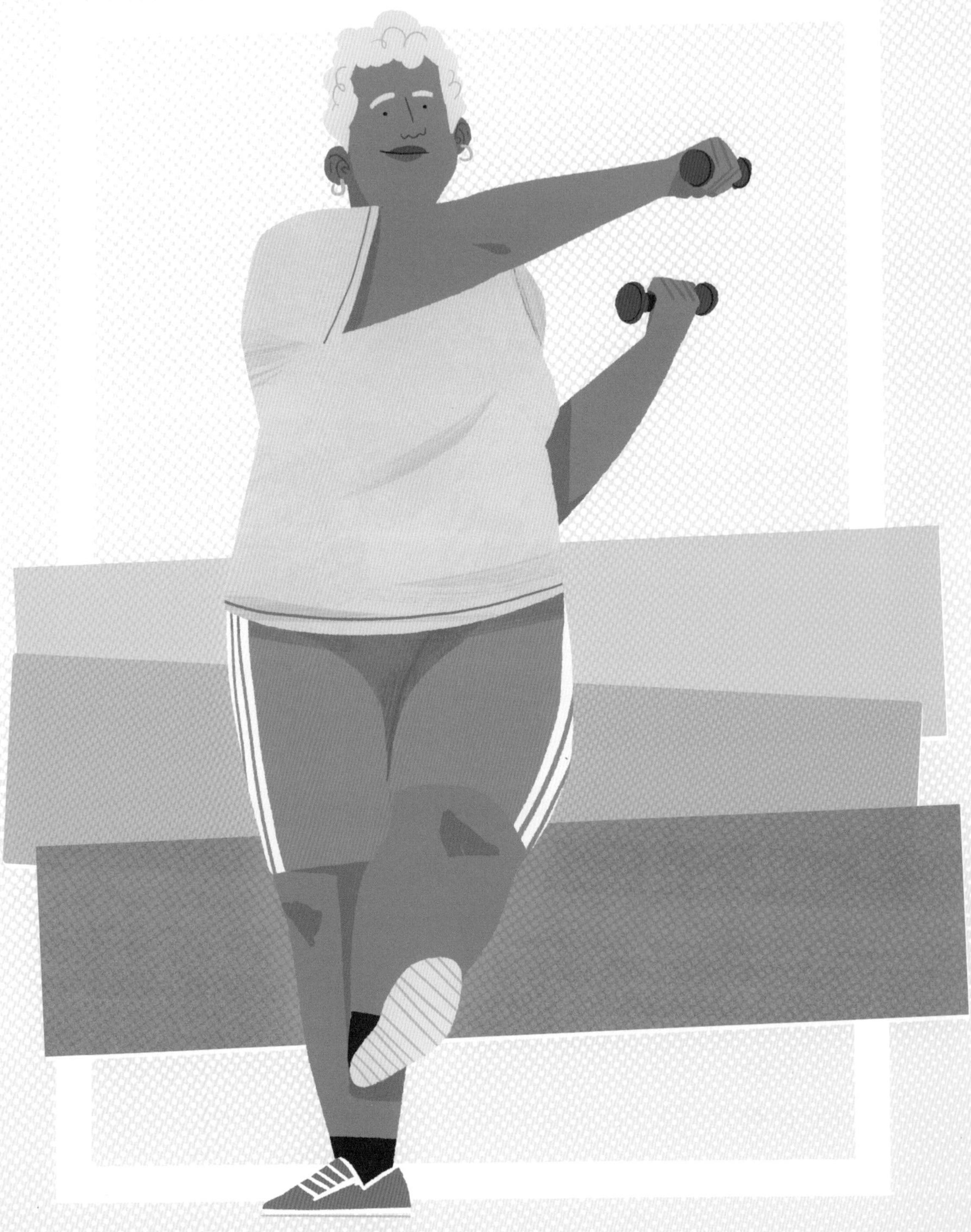

2부

운동

몸을 움직이기

준비를 마쳤으니, 이제 신나는 시간입니다. 코어를 튼튼히 하는 운동을 해보는 거예요. 이 책에는 네 가지로 분류할 수 있는 40가지 운동이 들어 있습니다.

앉아서 하는 운동. 가장 먼저 시작하기에 아주 좋은 운동입니다. 특히 균형감각이 당장 문제인 사람들에게는 말이지요. 등받이가 높고 팔걸이는 없는 튼튼한 의자에 앉아서 시작합니다. 동작을 습득하고 나면, 소파 좌석 끝에 걸터앉아서 텔레비전을 보며 하는 게 편할지도 모릅니다.

서서 하는 운동. 근육 운동을 하면서 균형감각에 집중하는 운동입니다. 일상생활을 할 때 움지인을 몸이 기억하도록 하는 데 아주 좋은 방법이지요.

매트에서 하는 운동. 이 동작들은 일반적인 요가 매트 또는 운동 매트에서 하면 됩니다. 야외에서 비치 타월을 깔고 해도 괜찮아요. 등을 보호해서 올바른 자세를 만들고 목표한 횟수만큼 반복하거나 목표한 시간만큼 운동하는 게 중요합니다.

웨이트를 이용하는 운동. 마지막 10가지 운동은 가벼운 덤벨을 가지고 하는 게 가장 좋지만, 통조림 캔이나 물병도 괜찮습니다. 도구는 다양하니까요. 우선은 가볍게 시작하는 걸 추천합니다. 1~1.5킬로그램인 덤벨이 좋습니다. 운동에 익숙해졌을 때 차차 무게를 늘려가면 됩니다.

1

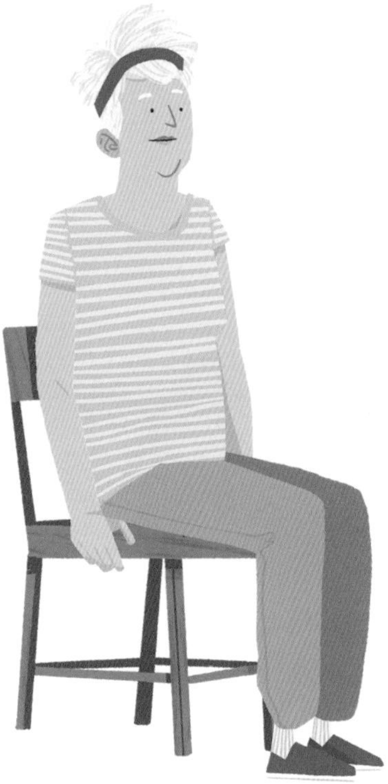

주의!

효과를 최대한 보려면, 등을 굽히지 마세요. 엉덩이를 조금 앞으로 빼서 앉으면 의자 등받이에 기대지 않을 수 있어요.

2

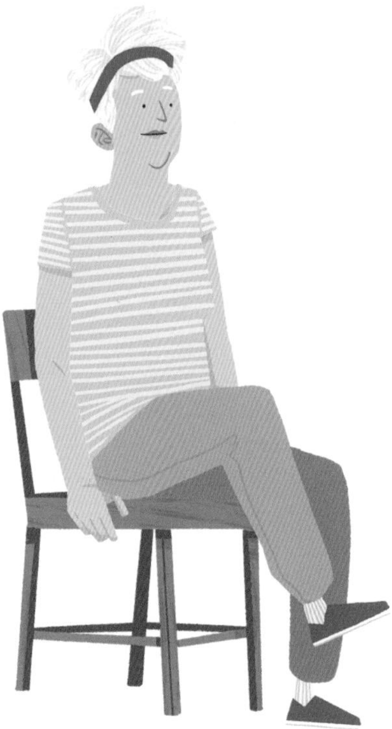

3

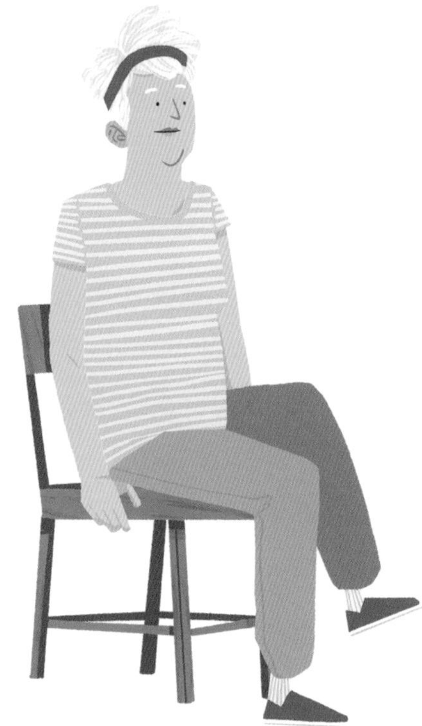

무릎 들어올리기

목표 근육군

복횡근, 하부 복직근

이 운동은 차에서 내릴 때 하체가 하는 동작을 흉내낸 것입니다. 제가 겪은 가장 심각했던 낙상 사고가 바로 이때 일어났어요. 차 문을 열고 나가는데 발을 차 밖으로 완전히 빼지 못하고 문턱에 걸려 넘어진 거죠. 그 일이 있은 후에 저는 이 운동을 더 자주 했습니다. 이 동작은 다리 위쪽 근육을 강화할 뿐 아니라 아랫배에도 자극을 주며, 높은 곳에 올라가려고 발을 딛을 때도 반드시 필요합니다.

하는 법

1 반듯하고 곧게 앉은 자세에서 시작합니다. 필요하다면, 의자 양옆을 손으로 쥐고 좀더 안정적인 자세를 취하세요. 그러고 나서 숨을 들이마십니다.

2 숨을 내쉬면서 복근을 수축시키며 오른쪽 다리를 들어올리세요. 무릎은 90도로 굽혀야 합니다. 다리를 내리며 숨을 들이마십니다.

3 반대편으로 똑같이 합니다. 이것이 1회입니다. 처음에는 10회 반복을 목표로 하고, 나중에 익숙해지면 20회까지 끌어올리세요.

변형: 저항을 늘리려면 발목에 중량 밴드[4]를 차고 해보세요.

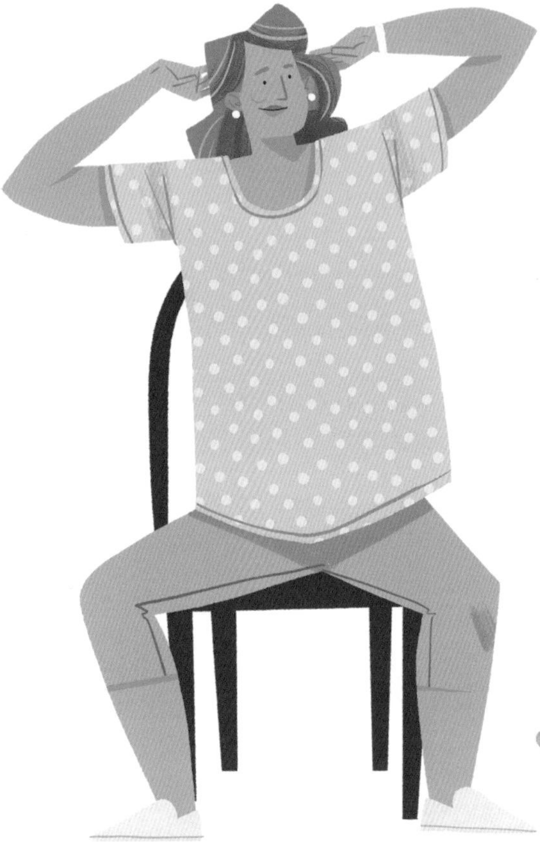

1

주의!

팔꿈치가 무릎에 닿지 않
아도 걱정 마세요. 상체를 휙휙
꺾는 것보다 상체에 적당히 힘을
주고 천천히 움직이는 데
집중하세요.

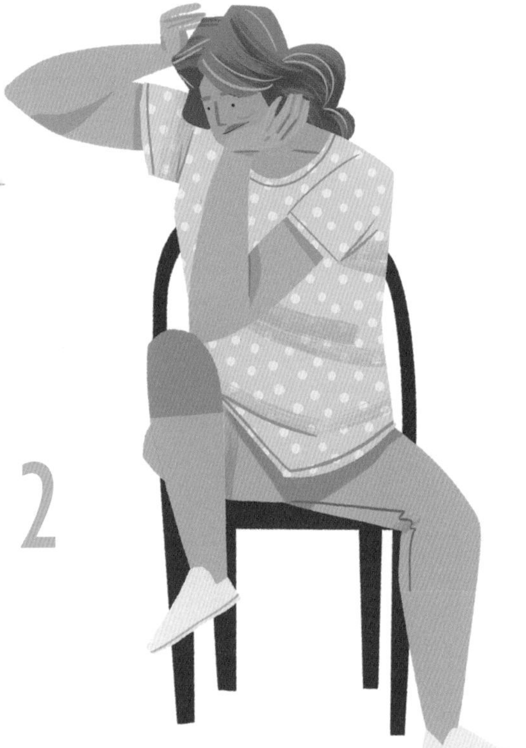

2

대각선 크런치

목표 근육군

복횡근, 복직근, 복사근

이 동작은 '식스팩'을 구성하는 근육을 탄력 있게 만들면서 몸에 충격은 덜 줍니다. 크런치를 할 때 흔히 실수하듯, 손으로 뒷목을 잡아당기며 긴장시키지 말아야 합니다. 앉아서 하면 몸통이 많이 흔들리지 않아서 균형을 잡는 데 좋은 연습이 됩니다.

하는 법

1 앉은 자세에서 손을 머리에 대고 두 발을 바닥에 둡니다. 숨을 들이마십니다.

2 숨을 내쉬면서 복근을 수축하여 오른쪽 다리를 들어올립니다. 동시에 왼쪽 팔꿈치를 오른쪽 무릎에 갖다댑니다. 숨을 들이마시면서 다리를 내리고 허리를 편 자세로 돌아옵니다.

3 반대편으로 똑같이 합니다. 이것이 1회입니다. 처음에는 10회 반복을 목표로 하고, 나중에 익숙해지면 20회까지 끌어올리세요.

변형: 저항을 늘리려면 발목에 중량 밴드를 차고 해보세요.

주의!
몸을 옆으로 기울일 때
몸통을 앞으로 숙이지 말고
양쪽 어깨가 일직선이
되게 하세요.

1

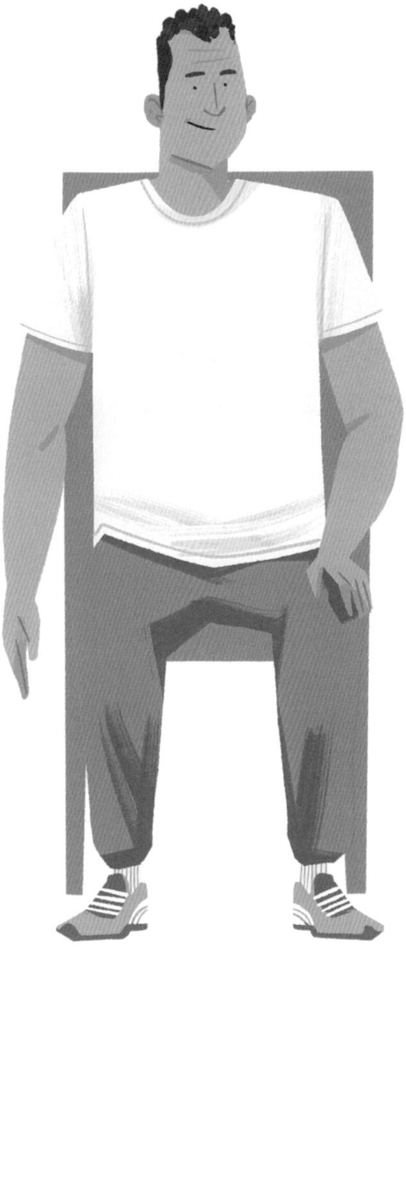

2

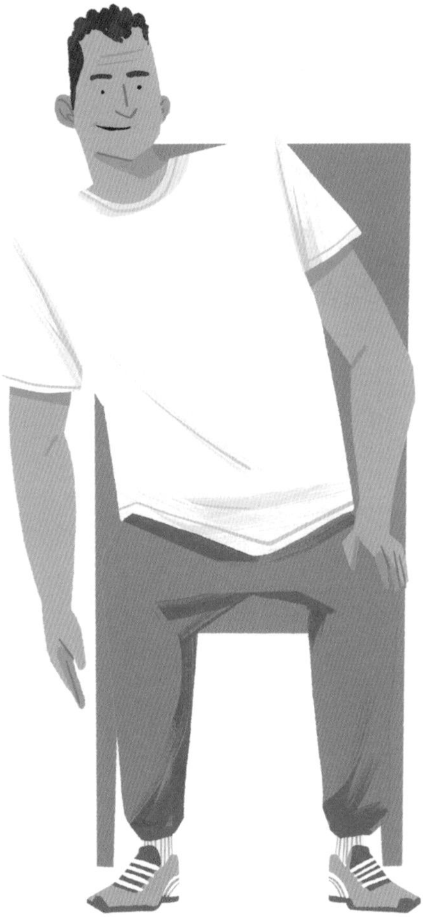

앉아서 옆으로 기울이기

목표 근육군

복사근, 척주기립근

이 동작을 하면 척추를 따라 많은 근육이 움직입니다. 무언가를 줍거나 신발끈을 묶을 때마다 쓰는 근육들이지요. 이 근육들은 바른 자세를 유지할 수 있게 해서 등 통증을 없애는 데도 중요한 역할을 합니다.

하는 법

1 앉은 자세에서 양손을 의자 양옆으로 늘어뜨립니다. 숨을 들이마십니다.

2 숨을 내쉬면서 코어를 이용해서 오른쪽으로 기울입니다. 오른손을 바닥 쪽으로 쭉 뻗습니다.

3 숨을 들이마시면서 허리를 곧게 편 자세로 돌아옵니다. 이것이 1회입니다. 8~10회 반복하고 난 다음, 반대편으로 똑같이 합니다.

변형: 저항을 늘리려면 기울이는 쪽 손에 덤벨을 쥐고 하세요.

주의!

양쪽 팔뚝(위팔)을 바닥과 수평이
되게 하고 척추와는 90도가 되게 합니다.
척추를 곧게 펴고, 어깨를 구부정하게
하거나 몸을 앞으로 숙이지 마세요.
몸을 돌릴 때마다 숨을 내쉽니다.

1

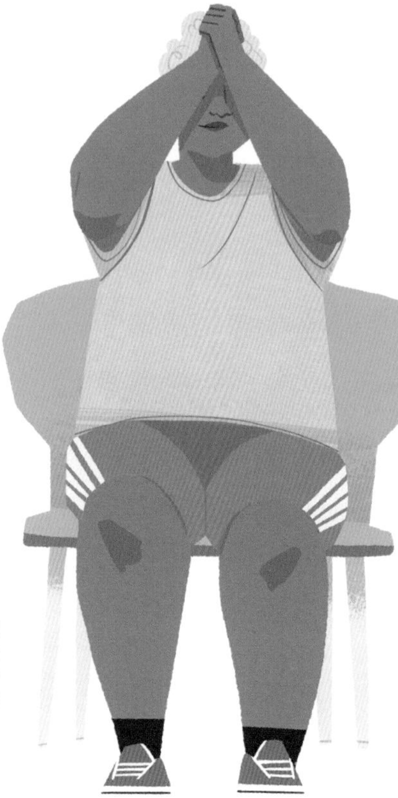

2

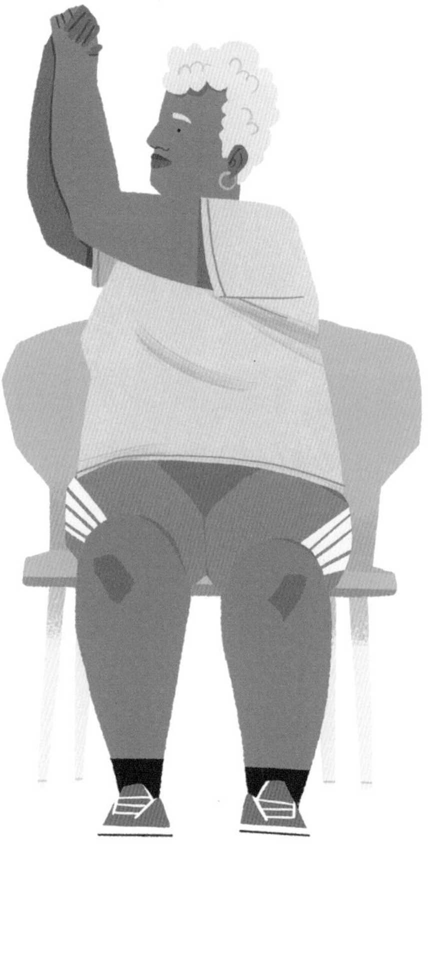

앉아서 몸 돌리기

목표 근육군

복직근, 복횡근, 복사근

이 운동을 할 때 자극을 받는 근육들은 운전 중에 사각지대를 보기 위해 몸을 돌릴 때 쓰는 근육들과 같습니다. 안전 운전을 하려면 아주 중요한 부위이지요. 이 동작은 방향을 빨리 바꾸는 능력을 유지하게 해주고, 허리둘레 살을 빼는 데도 아주 좋습니다.

하는 법

1 앉은 자세에서 두 팔을 가슴 앞에서 90도로 접어 양손을 맞잡습니다. 숨을 들이마십니다.

2 숨을 내쉬면서 몸을 한쪽으로 돌립니다. 척추에 꼭 붙은 코어 근육을 잡아당긴다고 상상해보세요.

3 숨을 들이마시면서 처음 자세로 돌아온 다음, 숨을 내쉬면서 반대편으로 몸을 돌립니다. 이것이 1회입니다. 8~10회 반복을 1세트로 하여, 총 3세트 하는 것을 목표로 하세요.

변형: 저항을 늘리려면 덤벨이나 메디신볼[5]을 들고 하세요.

주의!
팔을 앞으로 쭉 뻗은 다음 발바닥을 바닥에 완전히 붙인 채로 하세요.

1

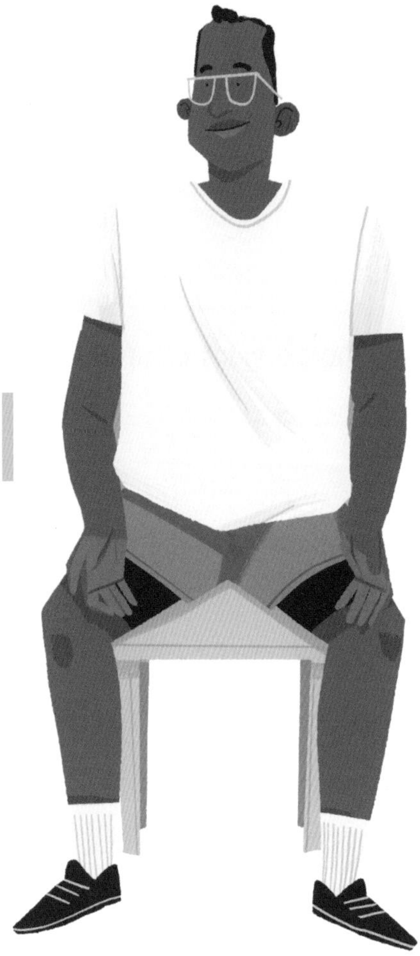

2

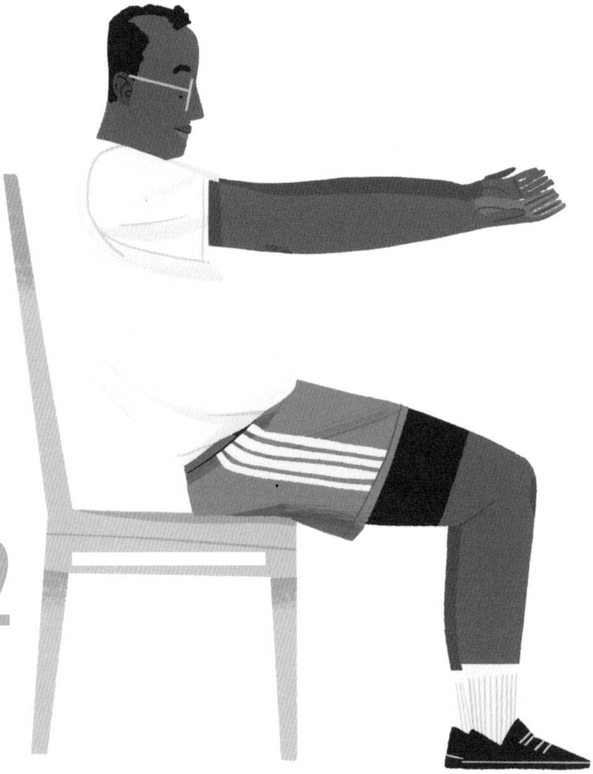

천천히 뒤로 기울이기

목표 근육군

복직근, 복횡근

이 운동은 이부자리에서 가뿐하게 일어나 앉을 때, 푹신한 소파에서 일어날 때, 바닥에 매트를 깔고 운동을 한 뒤 일어날 때 필요한 근육을 강화하는 데 아주 좋습니다.

하는 법

1. 손바닥을 위로 한 채 양팔을 앞으로 쭉 뻗고, 허리를 곧게 세워 의자 끝에 걸터앉습니다. 숨을 들이마십니다.
2. 숨을 내쉬면서 천천히 등을 의자 등받이 쪽으로 기울이고 척추가 알파벳 C자처럼 되도록 둥글립니다. 등이 등받이에 닿아도 되지만 완전히 기대지는 마세요.
3. 숨을 들이마시면서 다시 허리를 완전히 곧게 편 자세로 돌아옵니다. 이것이 1회입니다. 10회 반복을 목표로 합니다.

변형: 좀더 편하게 하려면 양손을 엉덩이에 대거나 의자 양옆을 잡습니다.

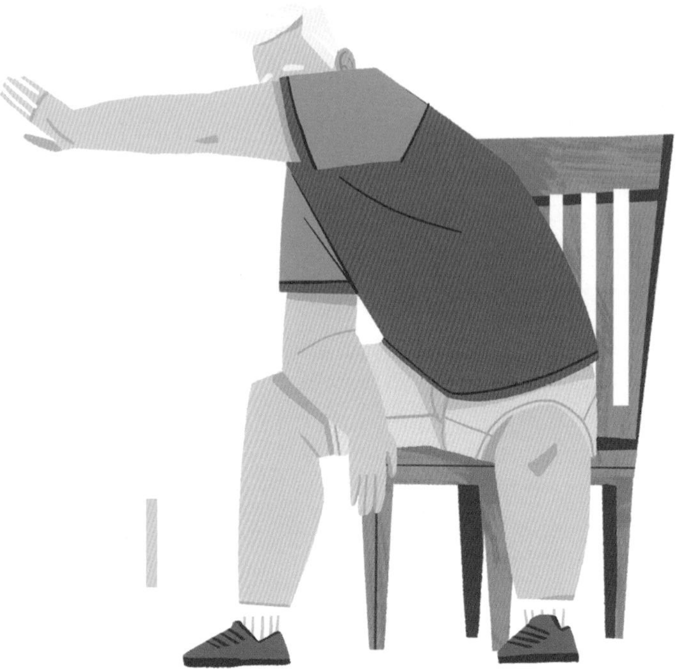

1

주의!

밧줄을 몸 앞으로 잡아당기는
모습을 상상하면 좋습니다.
운동하는 내내 팔을 들어올려
바닥과 수평이 되게 합니다.

2

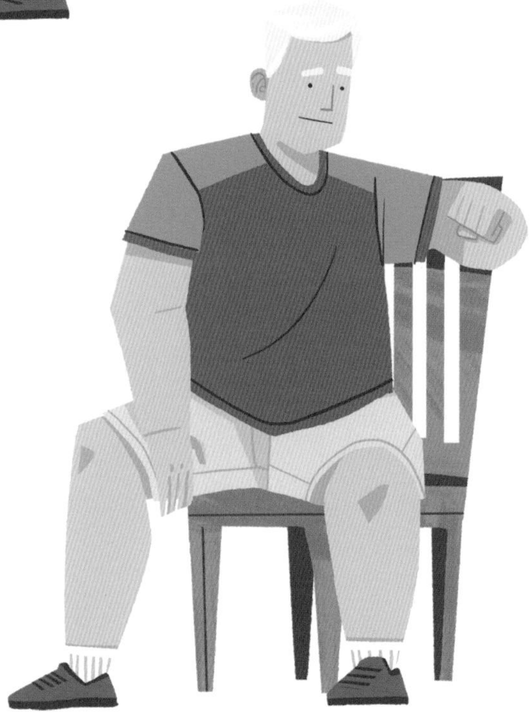

밧줄 잡아당기기

목표 근육군

복직근, 복횡근, 광배근, 척주기립근

가동범위가 늘어나고 광배근이 튼튼해지는 데 아주 좋은 동작입니다. 잡초를 뽑거나 무거운 문을 열거나 식기세척기에서 식기를 꺼내는 등의 일상적인 활동을 하는 동안 다치지 않게 해주기도 하지요.

하는 법

1 앉은 자세에서 시작합니다. 숨을 들이마시면서 몸통을 45도 각도로 비틀며 오른팔을 왼쪽으로 쭉 뻗습니다.

2 상상 속 밧줄을 잡은 것처럼 주먹을 쥡니다. 숨을 내쉬면서 뻗은 팔의 팔꿈치를 잡아당깁니다. 주먹을 겨드랑이 앞에 오게 하면서 허리를 곧게 폅니다.

3 이것이 1회입니다. 양쪽을 8~10회 반복하는 것을 목표로 합니다.

변형: 잡아당길 때 어깨 너머를 보듯 몸을 비틀어 팔꿈치가 의자에 닿게 하면 동작의 가동범위가 늘어납니다.

주의!

몸을 돌리는 데 상체 반동을 이용하지 않고 코어에 힘을 주어서, 이 동작을 하는 동안 복근만 운동이 되도록 해보세요.

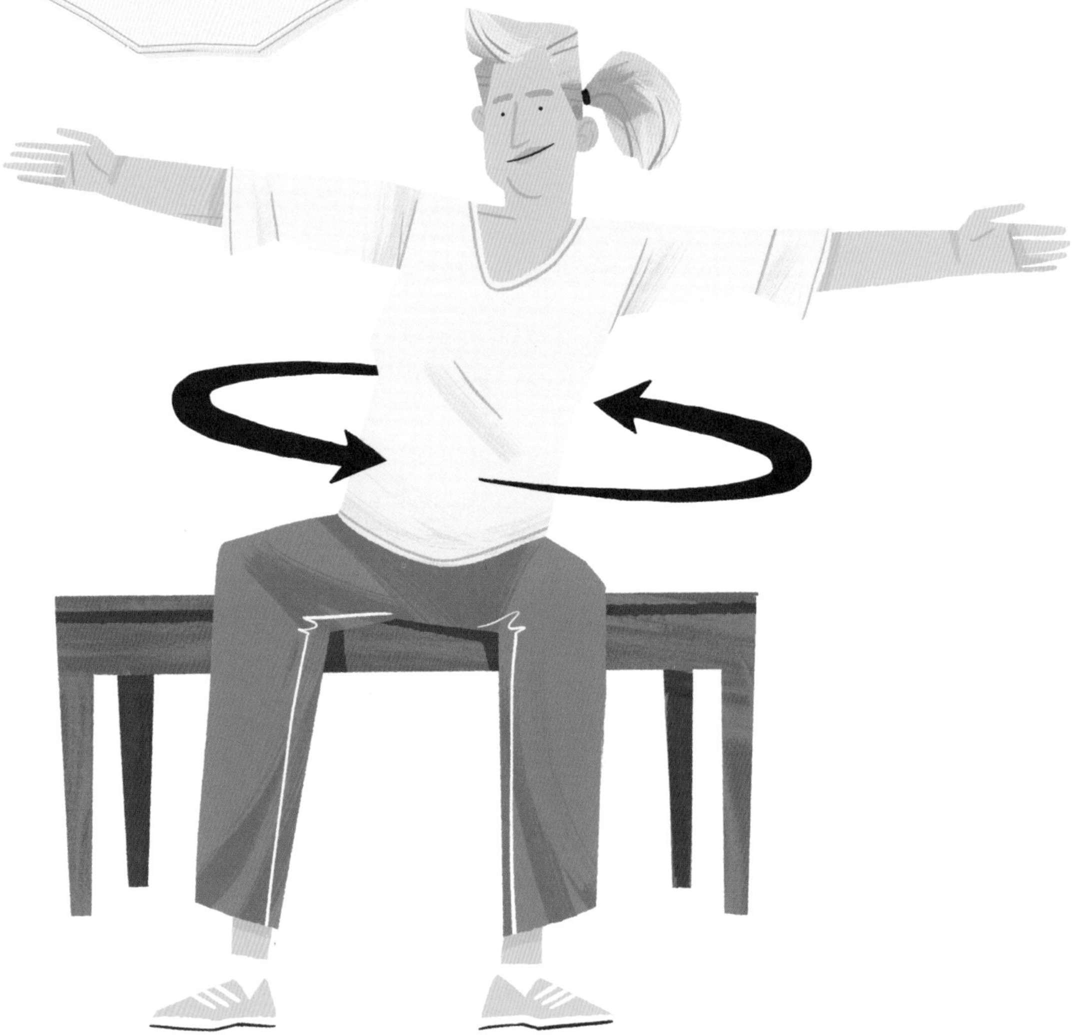

배로 원 그리기

목표 근육군

복직근, 복횡근

이 운동은 자세를 바르게 하며 오래 앉아 있을 때 생기는 문제를 방지합니다. 매일 너무 오래 앉아 있으면 근육은 약해지고 몸도 군데군데 틀어져 등에 통증이 발생합니다. 컴퓨터 앞에 오래 머무를 수밖에 없다면 이 단순한 동작으로 대처하세요.

하는 법

1 의자 끝에 걸터앉아 팔을 양옆으로 쭉 뻗습니다. 숨을 들이마십니다.

2 숨을 내쉬면서 가슴을 앞으로 내민 다음 한쪽 옆으로, 뒤로 계속 돌리면서 완전한 원을 그립니다.

3 호흡을 안정적으로 유지하면서 8~10바퀴를 돌립니다. 반대 방향으로 똑같이 합니나.

변형: 난이도를 높이려면 양손에 덤벨을 쥐거나, 손바닥을 위로 향하게 하거나, 덤벨을 쥔 채로 팔짱 끼듯 양팔을 엇갈리게 합니다.

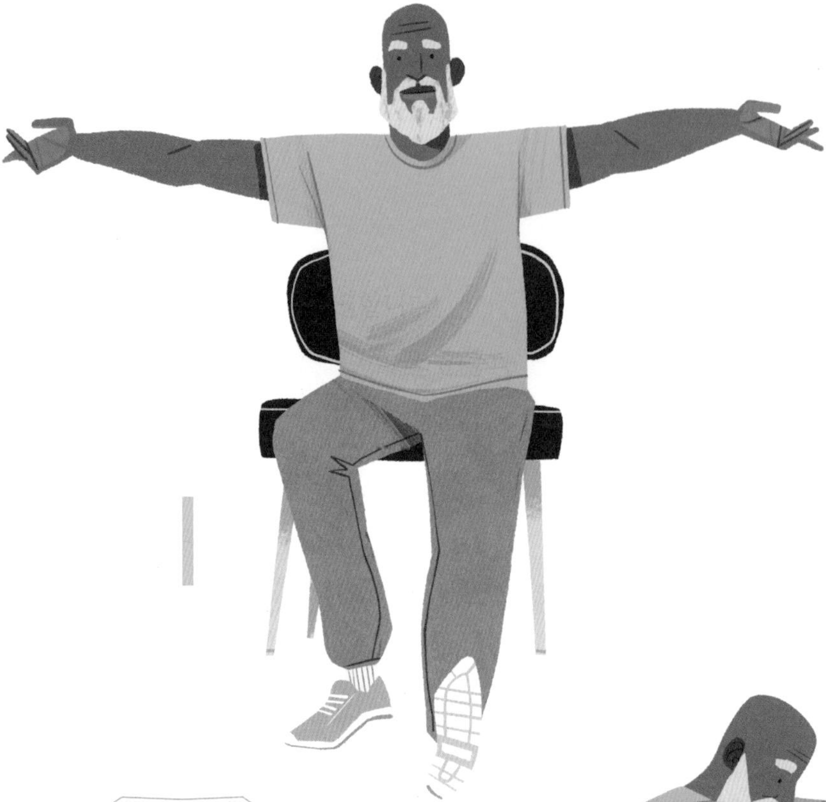

1

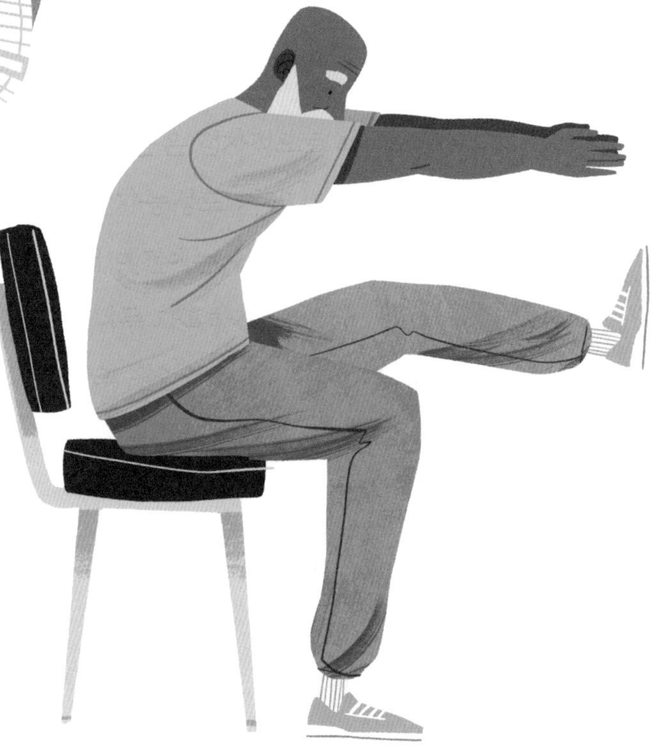

2

주의!

처음부터 다리를 너무 높이 들어 올리지 않아도 됩니다. 힘이 들면 다리를 살짝만 들어올리고 서서히 엉덩이 높이까지 들어올릴 수 있게 노력해 보세요.

다리 쭉 뻗어 크런치

목표 근육군

복직근, 복횡근, 광배근

이 운동은 코어뿐 아니라 고관절 굴근[6]을 강화합니다. 몸을 구부리거나 다리를 뻗을 때 반드시 필요한 근육이지요. 걷기만 할 때도 이 근육들이 아주 중요하게 쓰입니다. 고관절 굴근이 약하면 갑작스러운 움직임에 찢어져 아주 고통스러운 부상을 입을 수 있습니다.

하는 법

1. 앉은 자세에서 오른쪽 다리를 앞으로 쭉 뻗고 팔을 양옆으로 뻗습니다. 숨을 들이마십니다.
2. 숨을 내쉬면서 오른쪽 다리를 들어올리며 몸을 앞으로 굽힙니다. 이때 두 팔은 앞으로 모아 오른발 쪽으로 뻗습니다.
3. 숨을 들이마시면서 처음 자세로 돌아옵니다. 이것이 1회입니다. 8~10회 반복한 다음, 반대편으로 똑같이 합니다.

변형: 양발을 바닥에 댄 채로 하면 난이도가 낮아지고, 발목에 중량 밴드를 차면 난이도가 높아집니다.

주의!

옆으로 '크런치' 하듯 구부리지 마세요. 대신 코어를 위로 쭉 뻗습니다. 좌우로 움직일 때 반동을 이용하는 게 아니라 코어로 동작을 통제해야 합니다.

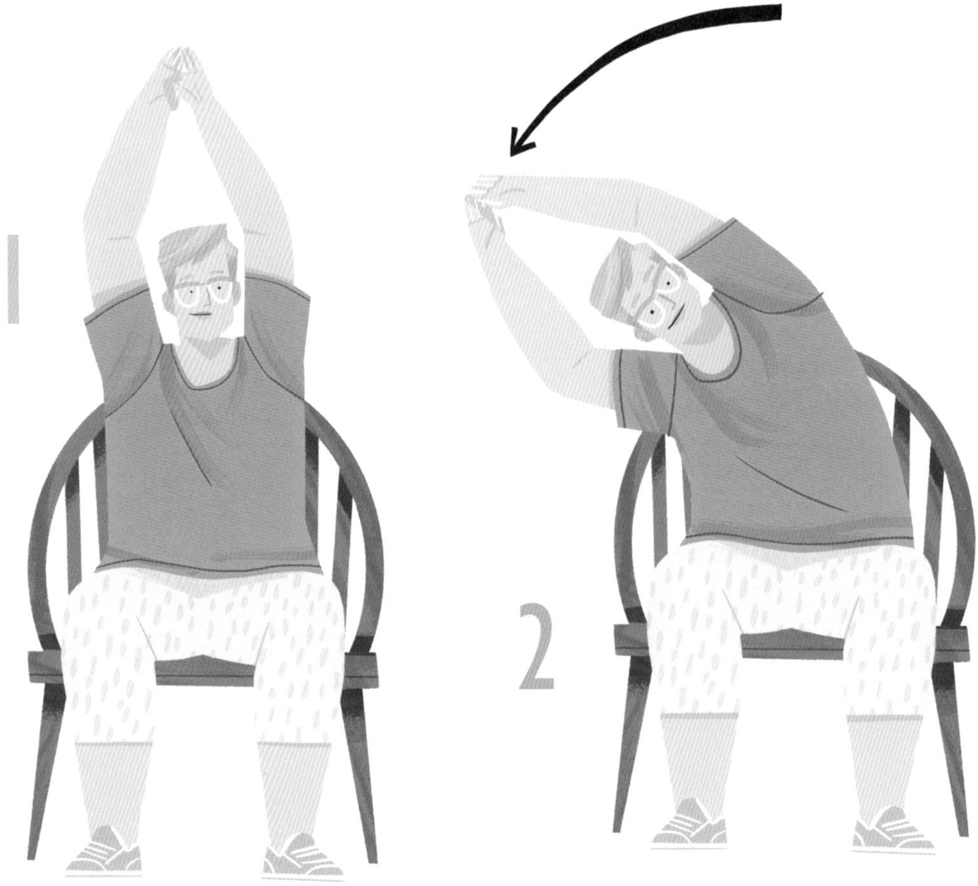

메트로놈

목표 근육군

척주기립근, 복사근

이 운동에서 양옆으로 움직이는 동작은 안정적인 몸통을 만들어주는 복사근을 늘이고 튼튼하게 하는 데 아주 좋습니다. 몸통이 튼튼하고 안정적이면 무거운 물건을 들어올릴 수 있고 등이 과도하게 젖혀지는 것을 막을 수 있습니다.

하는 법

1 의자 끝에 걸터앉고 양팔을 머리 위로 뻗어 양 손바닥을 겹칩니다. 숨을 들이마십니다.

2 한쪽으로 그리고 반대쪽으로 몸통을 기울여 메트로놈처럼 유연하게 움직이되 힘없이 휘청거리지 않게 합니다. 10시 방향과 2시 방향 정도로 기울이면 됩니다.

3 양옆으로 움직이는 동안 천천히 호흡을 합니다. 10~12번 호흡을 하는 동안 움직임을 계속합니다. 언제 숨을 들이마시고 내쉬는지보다 천천히 호흡하는 것이 더 중요합니다.

변형: 코어 근력에 더 자극을 주려면, 옆으로 기울일 때 엉덩이를 의자에서 뗀 채로 2초간 멈춥니다. 반대편으로 반복합니다.

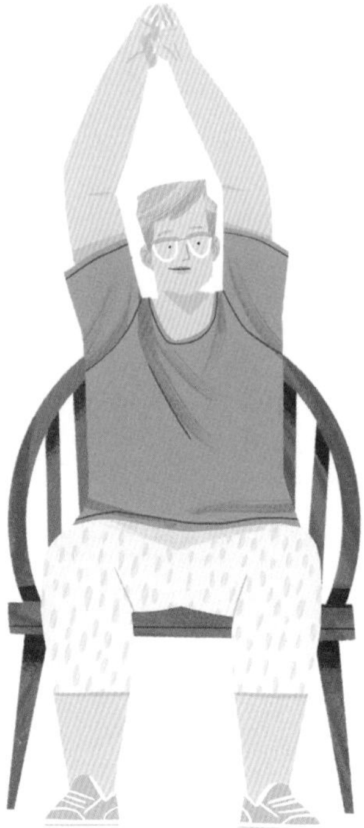

1

주의!

코어 근육을 이용해 짧고 절제된 동작을 계속하세요. 동작은 메트로놈과 비슷하지만, 근육이 다른 방식으로 쓰인다는 걸 느낄 수 있어야 합니다.

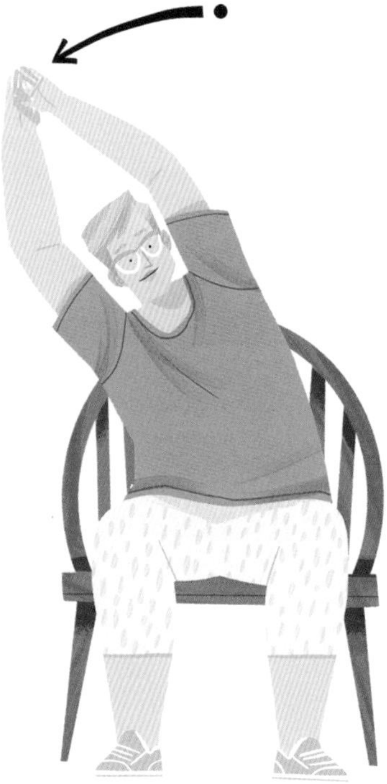

2

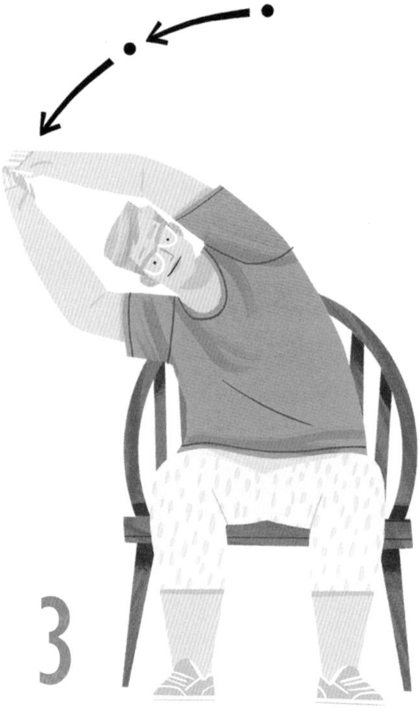

3

똑딱이는 시계

목표 근육군

척주기립근, 복사근, 복직근

메트로놈(38쪽)처럼, 이 운동도 튼튼한 몸통을 만드는 데 도움이 됩니다. 튼튼한 몸통은 척추를 지지하고 등의 통증을 줄여줍니다. 메트로놈에서는 물 흐르듯 왔다 갔다 했다면, 이번 운동에서는 양옆으로 움직이면서 더 짧고 절제된 동작을 할 겁니다.

하는 법

1. 의자 끝에 걸터앉고 양팔을 머리 위로 뻗어 양 손바닥이 닿게 합니다. 숨을 들이마십니다.
2. 상체로 시곗바늘을 흉내 냅니다. 12시부터 1시까지, 1시부터 2시까지 가리키고 나서 다시 1시로, 12시로 돌아옵니다. 숨을 내쉬면서 내려가고 들이마시면서 처음 자세로 돌아옵니다. 반대편도 이어서 합니다. 이것이 1회입니다.
3. 10~12회 반복을 목표로 하세요.

변형: 난이도를 높이려면 오른쪽으로 3시까지, 왼쪽으로 9시까지 가리키는 걸 추가해보세요.

1

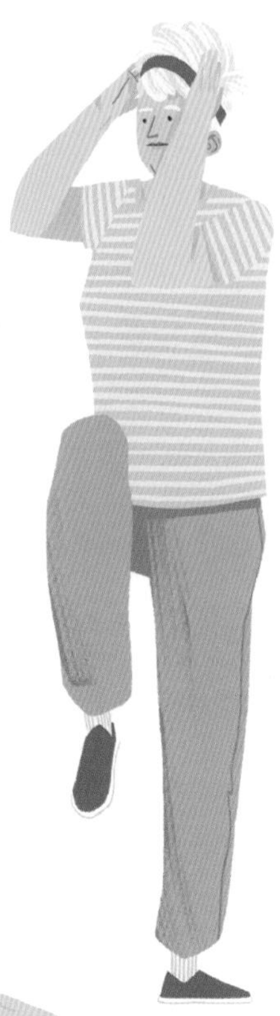

주의!

무릎과 팔꿈치를 꼭 부딪쳐야 하는 건 아닙니다. 몸을 굽히면서 코어를 조이는 데 집중하는 게 더 중요합니다.

2

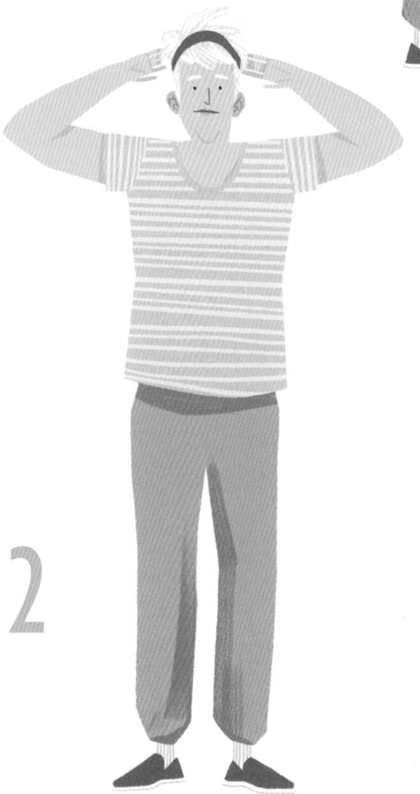

3

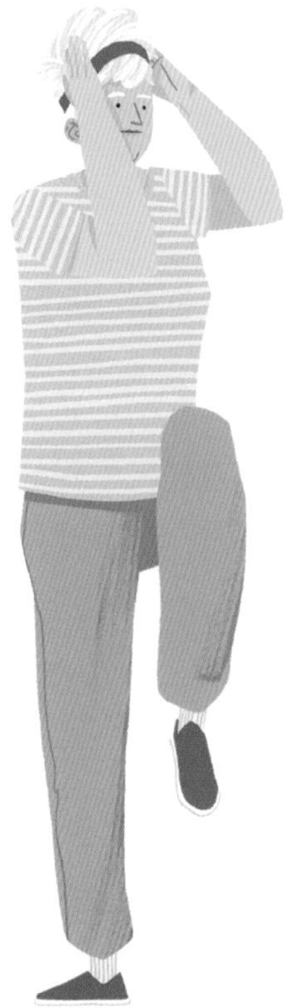

서서 하는 크런치

목표 근육군

복횡근, 복직근, 복사근

일반적인 크런치를 열심히 하는 사람이 많지만, 사실 이 운동이 코어 안쪽 깊이 있는 근육을 강하게 자극하지는 못합니다. **서서 하는 크런치**는 부상 위험은 별로 없으면서 몸통 전체에 안정성을 발달시켜 코어 근육 운동이 됩니다.

하는 법

1 골반 너비로 두 발을 벌리고 선 채로 두 손을 머리 뒤로 하고 시작합니다. 숨을 들이마십니다.

2 숨을 내쉬면서 오른쪽 무릎을 들어올리고 왼쪽 팔꿈치를 내려 서로 향하게 합니다. 이때 코어는 앞으로 굽힙니다.

3 숨을 들이마시면서 처음 자세로 돌아갑니다. 반대편으로 똑같이 합니다. 이것이 1회입니다.

4 1세트에 20회 하는 것을 목표로 하세요.

변형: 강도를 낮추려면 무릎을 들어올리지 않고 크런치를 합니다. 강도를 높이려면 횟수를 추가하거나 발목에 중량 밴드를 차고 합니다.

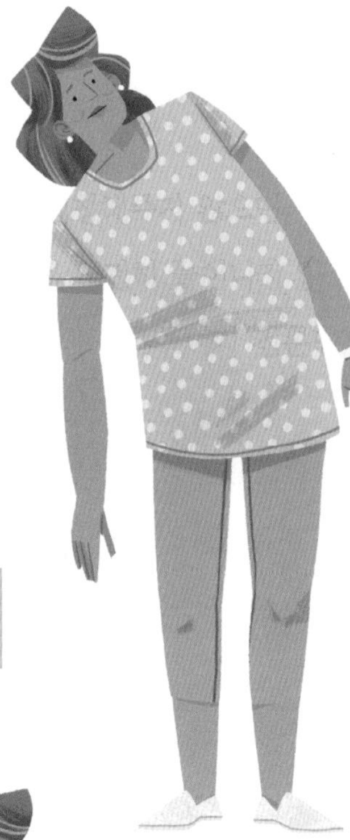

1

주의!

몸을 옆으로 굽힐 때 몸통이 앞이나 뒤로 기울이지 않도록 합니다. 상체는 다리와 일직선인 상태에서 움직여야 하니 코어 근육을 사용해 동작을 조절하세요.

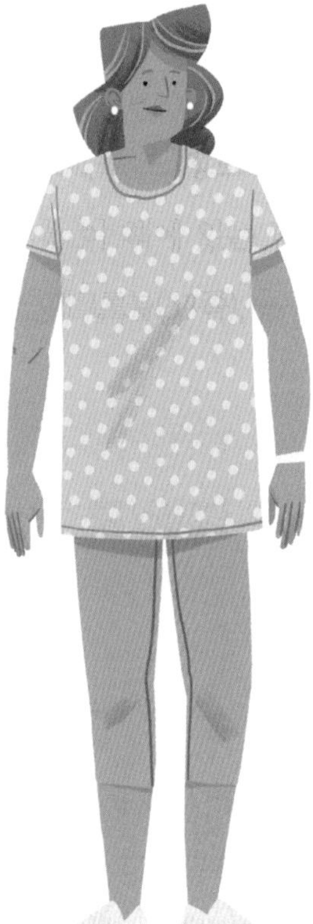

2

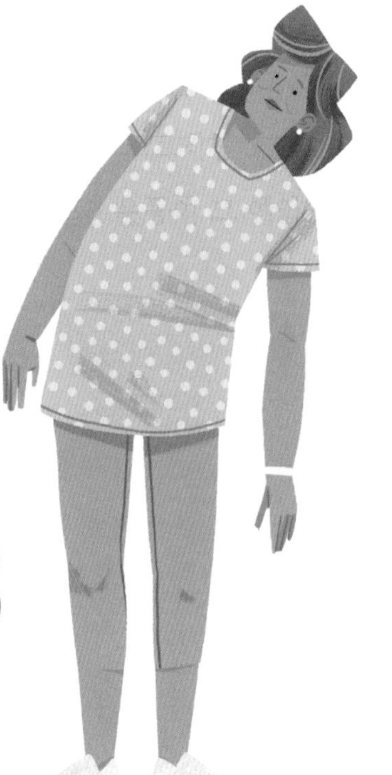

3

옆으로 기울이기

목표 근육군

복사근, 척주기립근

이 동작은 허리 근력과 유연성을 길러주어 허리를 다치지 않게 합니다. 또한 척추를 지지하는 근육을 만들어 자세를 바르게 하고 허리 라인을 잡아주기도 하지요. 그러니 누가 이 운동을 안 좋아할 수 있겠어요?

하는 법

1 골반 너비로 두 발을 벌리고 선 다음 두 팔을 양옆에 늘어뜨리고 무릎은 살짝 굽힌 채 시작합니다. 숨을 들이마십니다.

2 숨을 내쉬면서 옆구리를 수축시켜 몸을 오른쪽으로 기울입니다. 오른손 끝이 바닥을 향해 내려간다는 느낌입니다.

3 숨을 들이마시면서 처음 자세로 돌아옵니다. 이것이 1회입니다. 오른쪽 왼쪽 각각 10~15회를 목표로 하세요.

변형: 난이도를 높이려면 덤벨을 양손에 쥐고 하세요. **메트로놈**(38쪽)을 할 때처럼 두 손을 머리 위로 맞잡고 해도 됩니다.

1

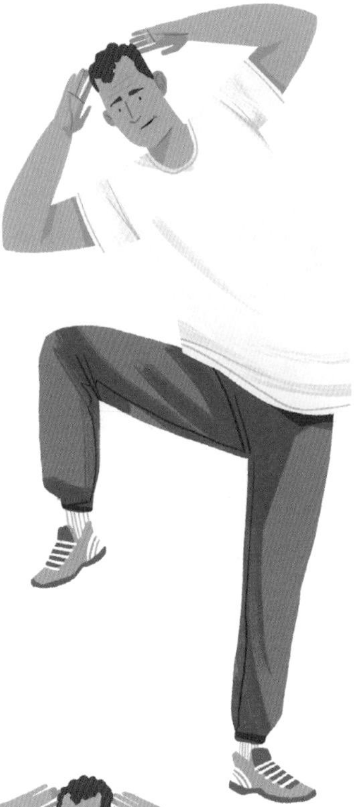

주의!

이 동작을 처음 할 때는 균형잡기가 특히 어려울지도 몰라요. 그게 당연해요. 이럴 때는 발을 바닥에서 살짝만 떼고 해 보세요. 균형감각과 근력이 좋아지면 서서히 무릎을 더 높게 들어올릴 수 있을 겁니다.

2

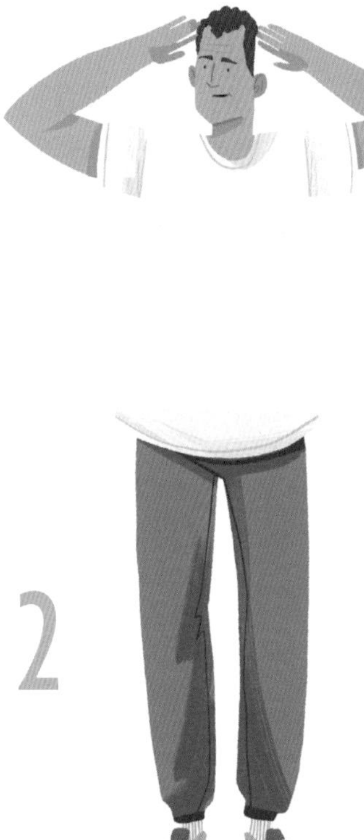

3

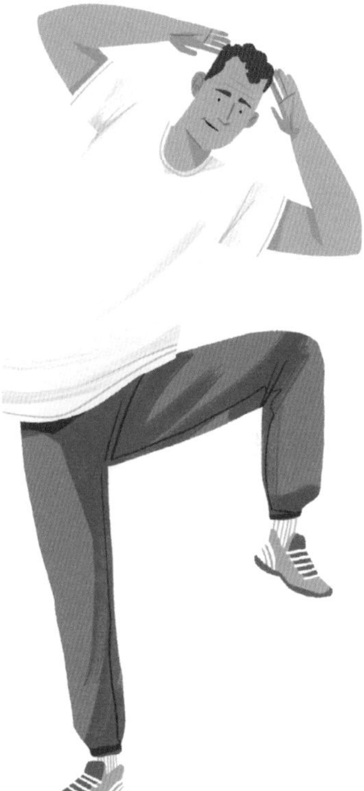

다리 들어 옆으로 크런치

목표 근육군

복사근, 척주기립근

우리가 허리를 굽힐 때마다 넘어지지 않게 코어가 지탱하고 있습니다. 이 크런치는 일상생활에서 균형을 잡는 데 도움이 되는 운동이라서 떨어진 물건을 줍거나 신발을 신을 때 주저앉지 않고도 몸을 굽혀서 신을 수 있게 해줍니다.

하는 법

1 골반 너비로 두 발을 벌리고 선 다음 두 손을 머리 뒤로 하고 시작합니다. 숨을 들이마십니다.

2 숨을 내쉬면서 오른쪽 무릎을 옆으로 들어올립니다. 동시에 오른쪽 팔꿈치를 내려 무릎과 맞닿게 합니다.

3 숨을 들이마시면서 처음 자세로 돌아옵니다. 이것이 1회입니다. 오른쪽 왼쪽 각각 8회를 목표로 하세요.

변형: 강도를 낮추려면, 양쪽 발을 떼지 않고 크런치를 합니다. 강도를 높이려면 횟수를 추가하거나 발목에 중량 밴드를 차고 합니다.

주의!

움직임이 작은 운동이지만 동작을 정확히 하면 효과가 아주 좋습니다. 배를 억지로 집어넣지 마세요. 몸을 기울일 때 복근을 사용하는 데 집중하세요. 배꼽 위의 오렌지를 쥐어짠다고 생각해 보세요.

1

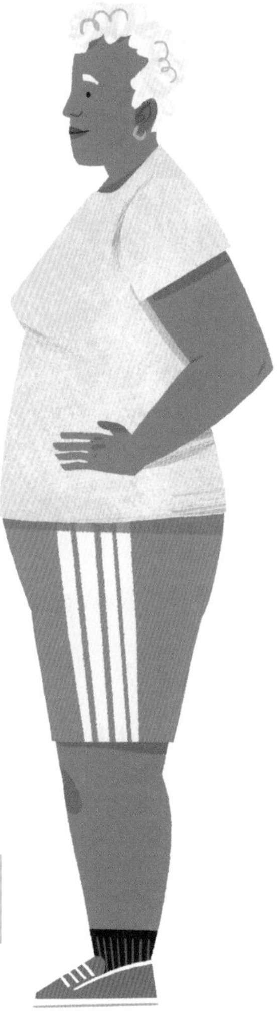

2

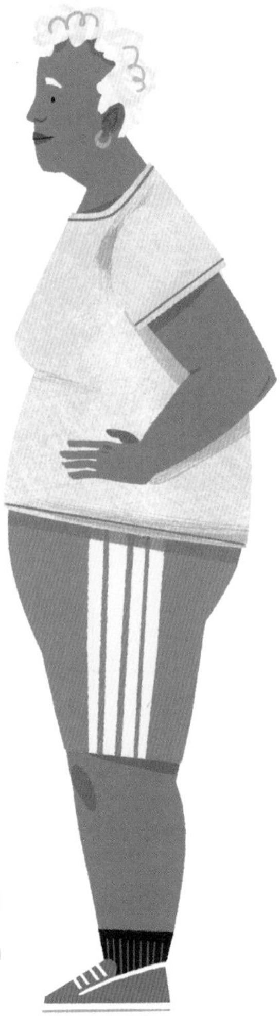

골반 기울이기

목표 근육군

복직근, 복횡근, 복사근

이 운동은 코어와 엉덩이 근육을 동시에 씁니다. 이 근육들은 통증 없이 편안히 서 있거나 몸을 숙여 발끝에 손을 대는 데 사용하는 근육군입니다. 몸을 숙여 앞에 놓인 물건을 들어올리는 동작들은 모두 이 근육들이 튼튼하고 제대로 작동해야 할 수 있습니다.

하는 법

1 곧게 서서 양손은 골반 위에 올리고 발은 어깨너비로 벌린 다음 무릎을 살짝 굽힙니다. 숨을 들이마십니다.

2 숨을 내쉬면서 복근을 수축시켜 골반을 앞으로 내밉니다. 가슴 아래쪽이 오목해지도록 만듭니다. 어깨는 살짝 앞으로 나와도 좋습니다.

3 숨을 들이마시면서 중립 자세[7]로 돌아옵니다. 이것이 1회입니다. 15~20회를 목표로 합니다.

변형: 처음 시작할 때는 등을 벽에 기댄 채로 하면 도움이 됩니다. 중립 자세와 힘을 준 자세가 어떻게 다른지 느낄 수 있습니다.

주의!

어깨를 뒤로 당긴 상태로 하고, 엉덩이는 되도록 움직이지 마세요. 코어가 일하게 하게 해야 합니다.

1

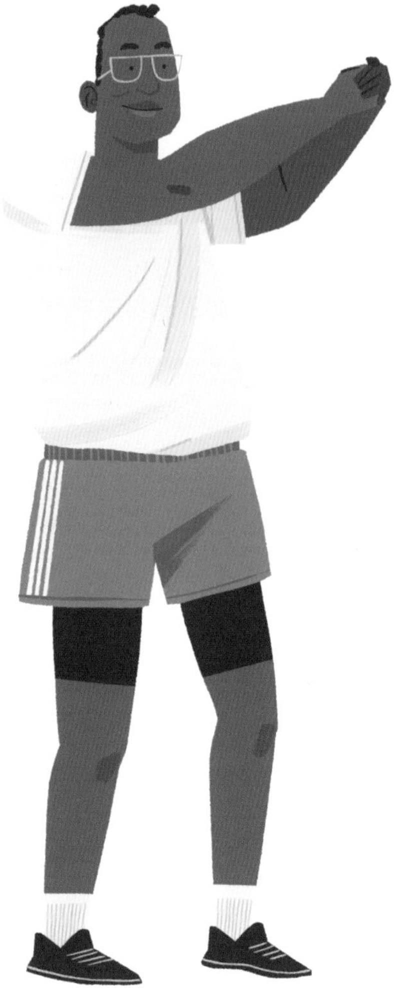

2

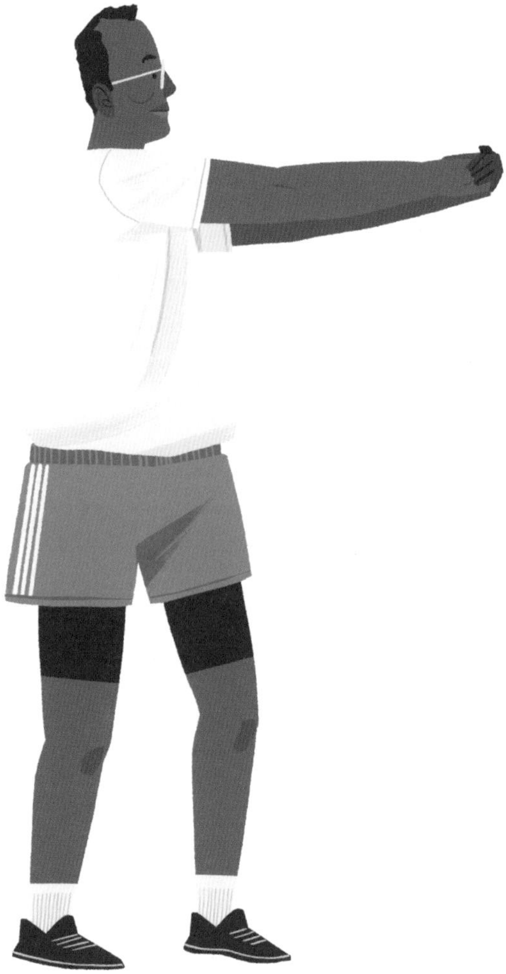

몸통 돌리기

목표 근육군

복직근, 복횡근, 복사근, 척주기립근

골프 스윙 연습을 하신다면, 이 운동이 제격입니다. 골프를 하지 않더라도 몸통을 편하게 돌릴 수 있는 것이 일상생활 속 수많은 동작들의 핵심입니다. 이 운동은 등 통증을 예방하고 척추를 보호하는 근육을 키워줍니다.

하는 법

1 골반 너비로 두 발을 벌리고 선 다음 두 팔을 어깨 높이로 앞으로 뻗고 양손을 맞잡고 시작합니다. 숨을 들이마십니다.

2 코어에 힘을 주고 숨을 내쉬면서 몸을 한쪽 방향으로 돌립니다. 이때 시선은 돌아가는 쪽을 향합니다.

3 숨을 들이마시면서 처음 자세로 돌아옵니다. 숨을 내쉬면서 반대편으로 몸을 돌립니다. 이것이 1회입니다. 10~15회를 목표로 합니다.

변형: 난이도를 높이려면 케틀벨[8], 메디신볼 또는 덤벨을 들고 합니다.

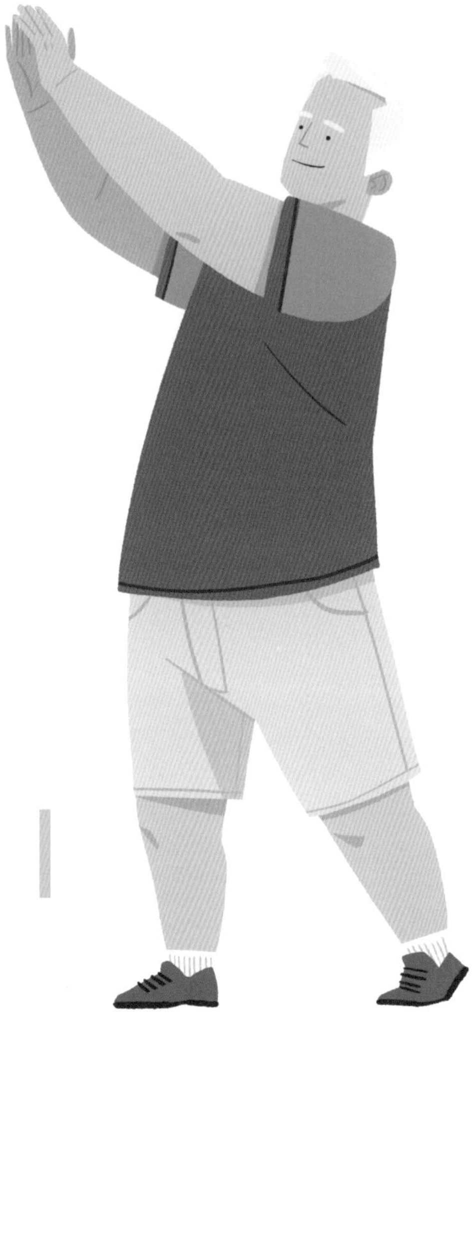

주의!
등을 굽히지 않도록 합니다.
이 운동을 하는 내내 가슴을 내 밀고 활짝 열어야 합니다. 시선은 손을 따라가세요.

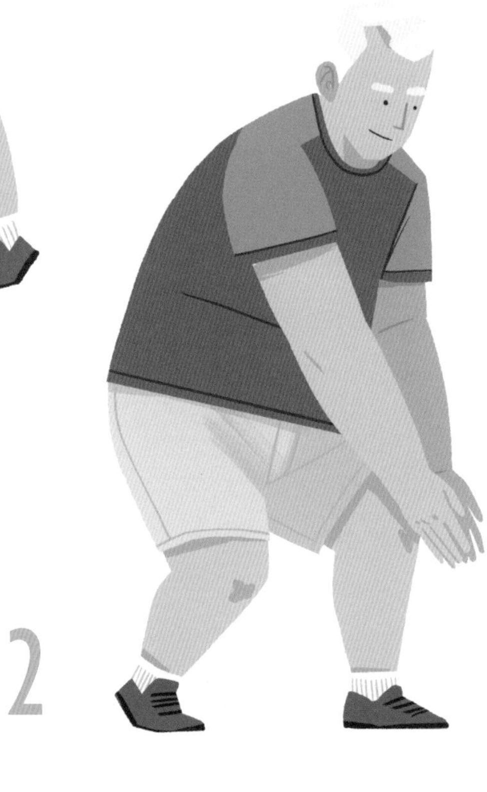

나무 베기

목표 근육군

복횡근, 복사근, 광배근

테니스나 라켓볼처럼 라켓을 쓰는 스포츠를 한다면, 이 운동이 실력을 늘려줄 겁니다. 가동 범위가 늘고 척추 유연성도 높아집니다.

하는 법

1 발은 골반 너비보다 살짝 더 벌리고 선 채로 팔을 앞으로 쭉 뻗고 두 손을 맞잡습니다.

2 숨을 들이마시면서 팔을 오른쪽 대각선 위로 들어올립니다. 이때 엉덩이를 오른쪽으로 회전시키고 몸무게를 오른발에 싣습니다.

3 숨을 내쉬면서 마치 나무를 베듯 팔을 대각선 아래로 가져갑니다. 허리를 굽히시 왼쪽 아래로 몸을 돌리면서 몸무게를 왼발로 옮깁니다. 손은 왼쪽 정강이보다 더 왼쪽으로 간 상태에서 동작을 끝냅니다.

4 이것이 1회입니다. 오른쪽 왼쪽으로 각각 10~12회씩 하는 것을 목표로 합니다.

변형: 난이도를 높이려면 케틀벨, 메디신볼 또는 덤벨을 들고 합니다.

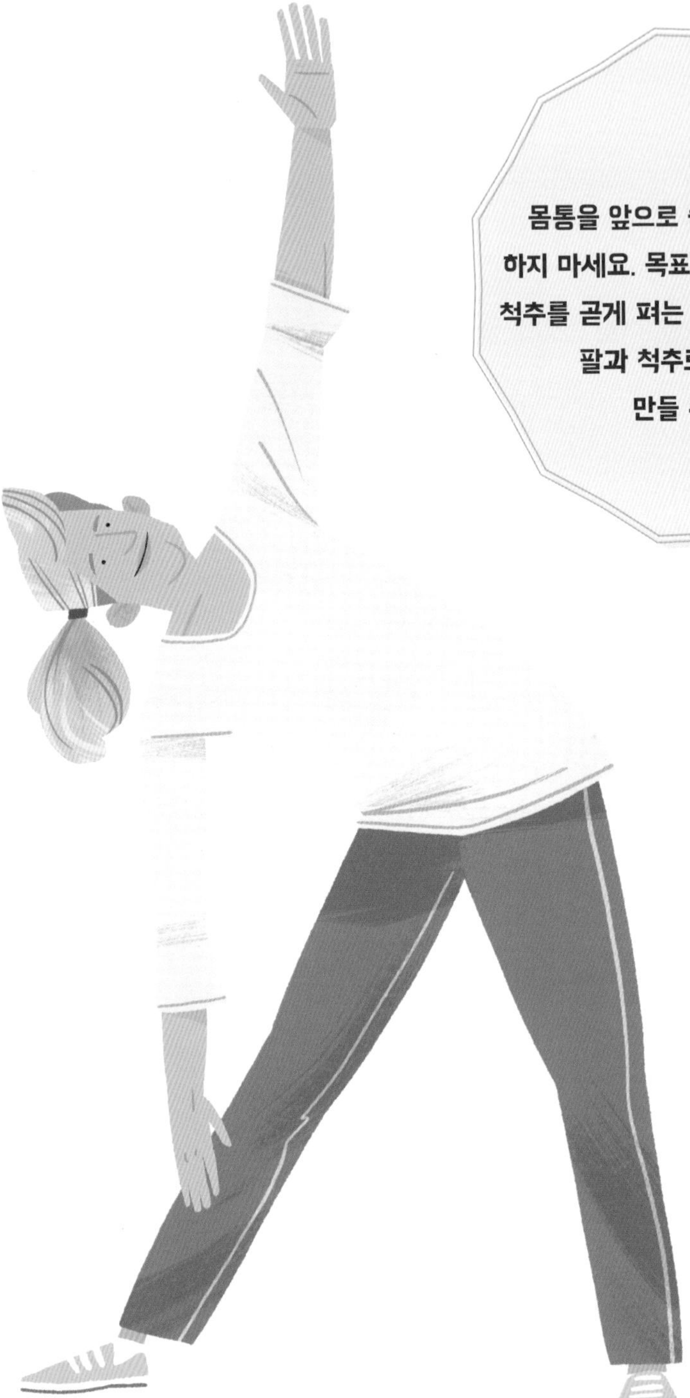

주의!

몸통을 앞으로 숙이거나 척추가 휘게 하지 마세요. 목표는 이 운동을 하는 내내 척추를 곧게 펴는 것입니다. 그래야 다리와 팔과 척추로 바른 삼각형을 만들 수 있습니다.

삼각형

목표 근육군

복직근, 복횡근, 복사근, 광배근

요가를 하신다면 이 자세를 아실 겁니다. 산스크리트어로 '트리코나사나'라고 하지요. 코어를 튼튼하게 해주는, 모두에게 아주 좋은 운동입니다. 척추의 유연성을 높여주고 경직된 등을 풀어주며 골반을 열어줍니다. 햄스트링[9] 스트레칭도 되지요.

하는 법

1 발을 골반 너비보다 넓게 벌리고 선 자세로 시작합니다.

2 오른발을 바깥으로 돌려서 발끝이 오른쪽을 향하게 합니다. 숨을 들이마시면서 두 팔을 어깨높이로 벌립니다.

3 배꼽을 등 쪽으로 당긴다는 느낌으로 배를 집어넣고, 숨을 내쉬면서 코어를 이용해 허리를 옆으로 굽힙니다. 오른손이 오른쪽 정강이 바깥쪽으로 오게 합니다.

4 그 상태로 호흡을 3~4회 합니다. 그러고 나서 코어를 이용해 다시 처음 자세로 돌아옵니다. 반대편으로 똑같이 합니다. 오른쪽 왼쪽 한 번씩만 하면 충분합니다.

변형: 더 쉽게 하려면 손을 정강이가 아니라 허벅지까지만 내립니다. 난이도를 높이려면 손이 바닥에 닿게 하세요.

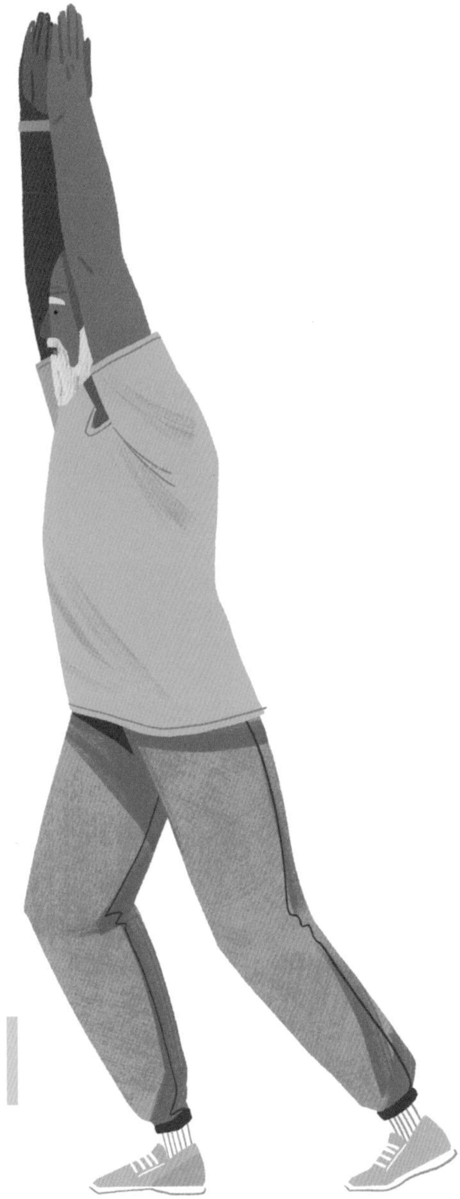

주의!
이 동작을 정확히 하면, 몸을 낮춰 뒤로 뺄 때 둔근에 자극이 오는 게 느껴질 겁니다.

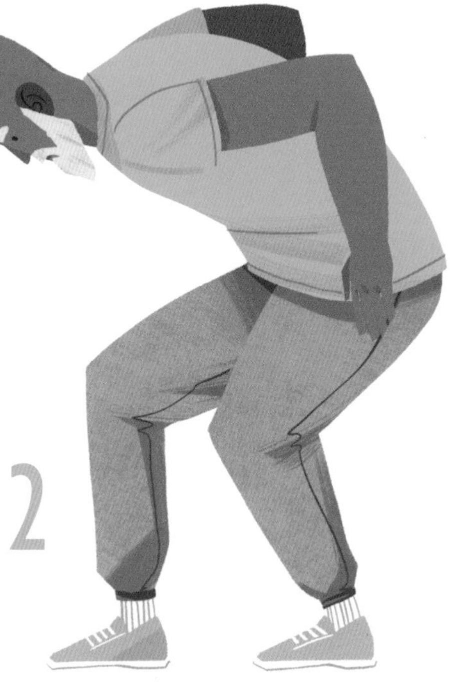

대각선 뒤로 빼기

목표 근육군

복직근, 복횡근, 광배근

이 운동은 높은 선반에 있는 물건을 꺼내려고 몸을 뻗는 동작과 비슷합니다. 그럴 때 절대로 몸이 흔들려서는 안 되겠지요. 이 연결 동작은 균형감각을 높여주고 코어를 튼튼하게 만들어 줍니다.

하는 법

1 어깨 너비로 발을 벌리고 서서 시작합니다. 몸을 살짝 오른쪽으로 틀어서 왼발가락과 오른발이 어깨와 같은 방향을 향하도록 합니다.

2 숨을 들이마시면서 양팔을 위로 뻗고 몸무게를 오른발에 실으며 오른쪽 무릎을 굽힙니다.

3 숨을 내쉬는 동안 코어를 이용해 허리를 굽혀 팔을 양옆으로 가져오면서 엉덩이를 뒤로 뺍니다. 이때 몸무게는 왼발로 옮기고 왼쪽 무릎을 살짝 굽힙니다.

4 허리를 편 자세로 돌아갑니다. 이것이 1회입니다. 10~12회를 반복하고 나서 반대편으로 똑같이 하는 것을 목표로 합니다.

변형: 코어 근력과 균형감각을 테스트하려면, 양팔을 들어올리는 동작을 할 때 뒷발을 바닥에서 떼고 더 높이 팔을 뻗어 몸을 쭉 늘려보세요.

1

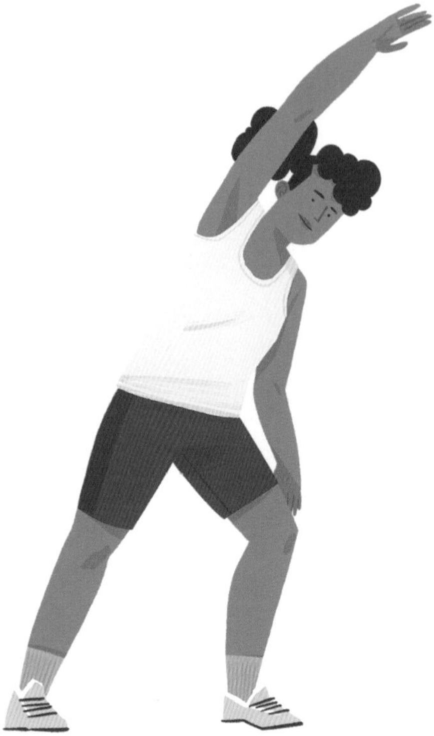

주의!

동작은 천천히 하고 반드시 숨을 쉬세요. 너무 빨리 몸을 뻗었다 기울였다 하면 어지러울 수 있습니다.

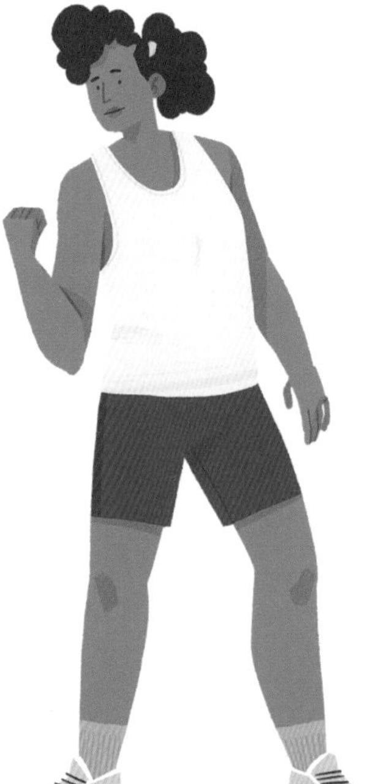

2

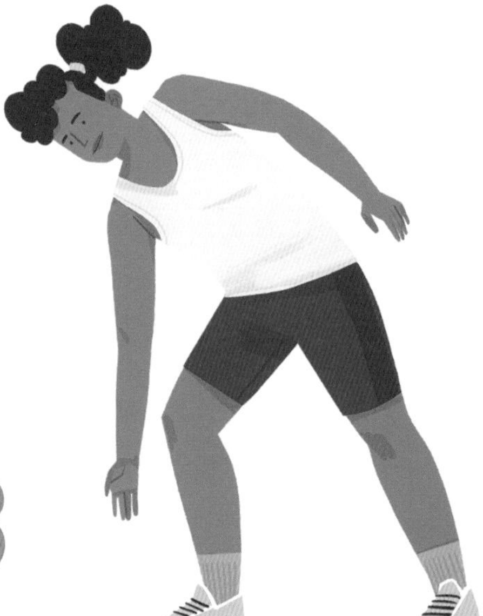

3

무릎 굽혀 끌어내리기

목표 근육군

복직근, 복횡근, 광배근, 복사근

이 동작은 천장에 달린 선풍기 코드를 잡아당기거나 전구를 갈거나 내리닫이창을 닫을 때처럼 머리 위에서 무언가를 해야 할 때 사용하는 근육을 발달시키는 데 아주 좋습니다. 성가신 옆구릿살을 빼주기도 하지요!

하는 법

1 발을 골반 너비보다 넓게 벌리고 선 자세에서 시작합니다. 양발을 살짝 바깥쪽으로 향하게 합니다. 발은 처음부터 끝까지 같은 위치입니다.

2 숨을 들이마시면서 오른쪽 무릎을 굽히고 왼팔을 귀 바로 옆에 대고 머리 위 오른쪽을 향해 뻗습니다.

3 숨을 내쉬면서 코어를 수축해서 처음 자세로 돌아온 후 다시 왼쪽 무릎을 굽힙니다. 이때 허리를 기울이며 뻗었던 팔을 내려서 왼손이 왼쪽 발목을 향하게 합니다.

4 이것이 1회입니다. 10~12회 반복하고 나서 반대편으로 똑같이 하는 것을 목표로 합니다.

변형: 난이도를 낮추려면 팔을 내릴 때 발목이 아닌 무릎이나 허벅지까지만 내립니다.

1

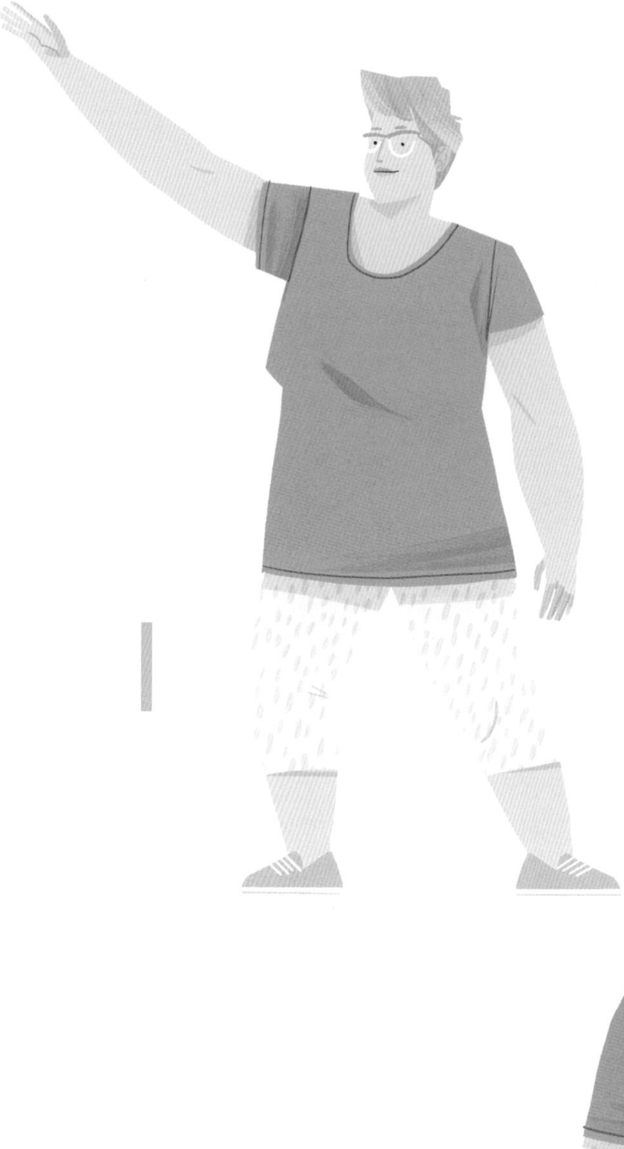

주의!

이 동작은 무릎 굽혀 끌어내리기(58쪽)와 비슷하지만 코어의 양옆보다 정면을 활용합니다.

2

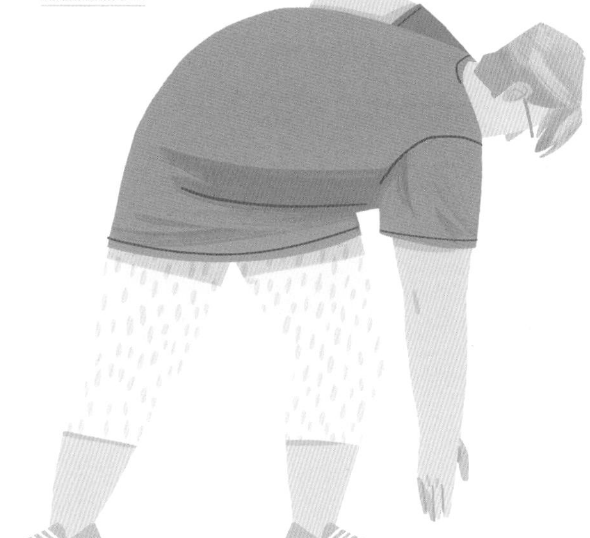

가로질러 끌어내리기

목표 근육군

복직근, 복횡근, 광배근

이 동작은 코어 운동에 더해서 넘어지지 않게 하는 데 의외로 중요한 역할을 하는 어깨와 팔의 가동범위를 넓혀줍니다. 균형을 잃었을 때 일어나는 일을 떠올려보세요. 우리는 생각조차 하지 않고 균형을 잡기 위해 팔을 뻗었다는 걸 알 수 있습니다.

하는 법

1 발을 골반 너비보다 넓게 벌리고 선 자세에서 시작합니다. 양발을 살짝 바깥쪽으로 향하게 합니다.

2 숨을 들이마시면서 오른쪽 무릎을 굽히고 오른팔을 오른쪽으로 높게 뻗습니다.

3 숨을 내쉬면서 코어를 수축하며 왼쪽 무릎을 굽힙니다. 이때 허리를 숙여 오른쪽 팔이 몸 앞을 가로질러 왼쪽 발목을 향하게 합니다.

4 이것이 1회입니다. 10~12회 반복하고 나서 반대편으로 똑같이 하는 것을 목표로 합니다.

변형: 난이도를 낮추려면 팔을 내릴 때 발목이 아닌 무릎이나 허벅지까지만 내립니다.

주의!

숨을 참지 마세요. 운동을 하는 내내 코로 들이마시고 입으로 내쉬세요.

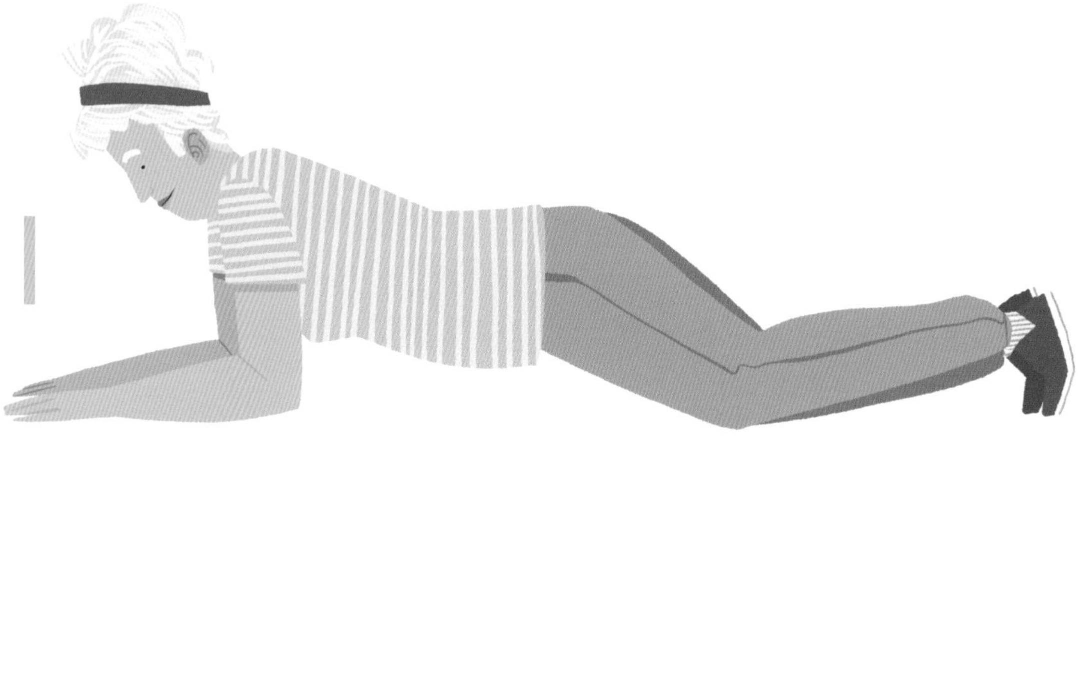

무릎 대고 플랭크[10]

목표 근육군

복직근, 복횡근

이 운동을 하면 단단한 코어를 만들기 위해 무거운 몸을 들어올리거나 부담이 많이 되는 동작을 할 필요가 없습니다. 이것은 등척성 운동[11]이라, 어떤 움직임도 일어나지 않습니다. 대신, 자세를 유지하기 위해 중력을 이겨내야 합니다. 팔과 어깨와 허리뿐만 아니라 복근에도 좋은 운동입니다.

하는 법

1 두 손을 어깨 바로 아래에 두고 무릎을 바닥에 대고 엎드려서 시작합니다. 그런 다음 한 팔씩 접으며 손바닥을 두었던 자리에 팔꿈치를 두어 팔뚝이 매트에 닿게 합니다.

2 상체는 그대로 두고 무릎으로 천천히 뒷걸음질 쳐서, 몸통이 일직선이 되고 배가 매트에서 떨어진 상태가 되게 합니다.

3 척추를 곧게 해서 복근을 수축합니다.

변형: 무릎 대고 플랭크를 제대로 된 자세에서 30초간 버틸 수 있어서 난이도를 좀더 높이고 싶으면, 무릎을 바닥에서 떼는 정통 플랭크를 하면 됩니다.

주의!

어깨에 부담 주지 않으려면, 정확한 자세를 유지해야 합니다. 팔꿈치를 어깨 바로 밑에 두어 팔꿈치로 어깨를 받치고, 어깨부터 엉덩이까지 일직선이 되도록 합니다. 처음에는 거울 앞에서 자세를 잡아보면 도움이 됩니다.

1

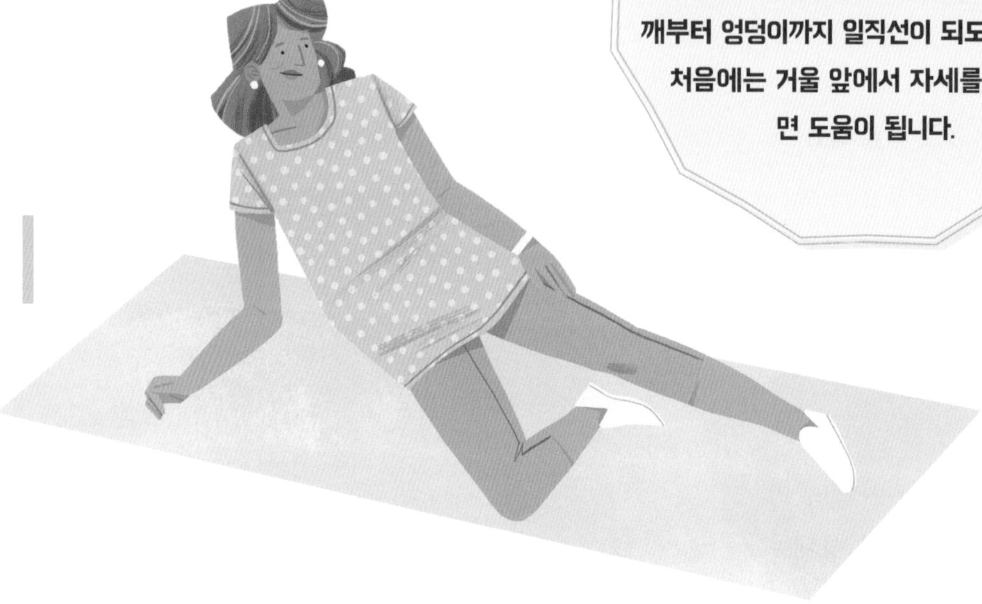

2

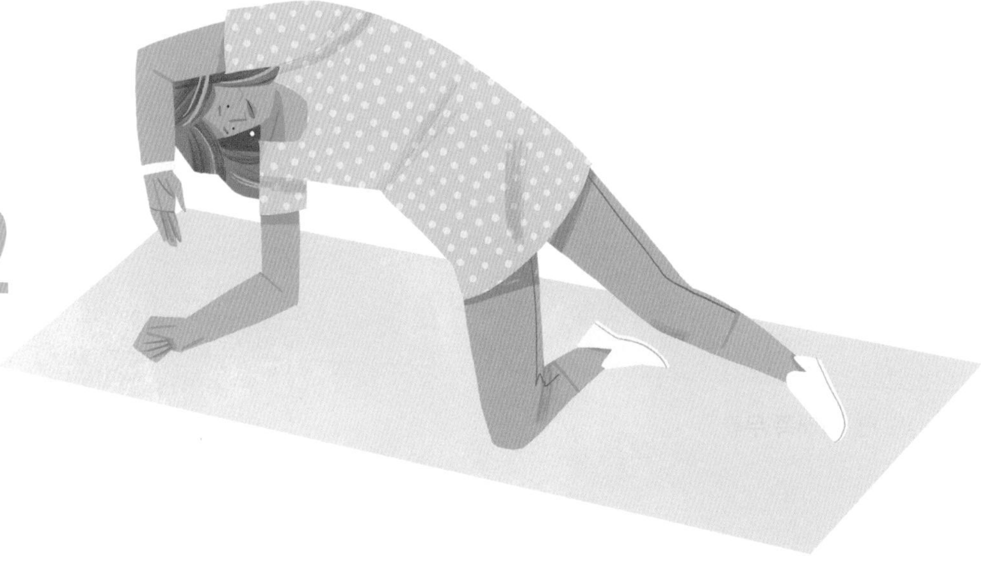

옆으로 플랭크 변형

목표 근육군

복사근

이것도 **무릎 대고 플랭크**(62쪽)처럼 움직임이 거의 없어도 운동이 많이 됩니다. **옆으로 플랭크 변형**을 **무릎 대고 플랭크**와 함께 하면 몸통을 조여주어서 허리선을 살리고 코어 전체를 튼튼하게 하는 데 도움이 됩니다.

하는 법

1 몸무게를 오른쪽 엉덩이에 싣고 두 다리를 왼쪽으로 뻗은 자세로 매트에 앉아서 시작합니다. 몸을 옆으로 더 뉘어서 오른쪽 팔꿈치를 오른쪽 어깨 바로 밑에 두어 상체를 지지합니다.

2 아래쪽 무릎을 구부리고 위쪽 다리를 곧게 펴서 오른쪽 엉덩이를 매트에서 띄웁니다. 이때 몸통은 엉덩이와 일직선이 되어야 합니다. 왼팔을 들어올려 머리 위로 넘깁니다.

3 숨을 쉬면서 코어를 이용해 이 자세를 유지합니다. 오른쪽 엉덩이가 매트에 닿지 않도록 주의합니다. 그 자세로 숨을 쉬면서 30초 동안 버팁니다. 그런 다음 반대편으로 똑같이 합니다. 양쪽으로 한 번씩만 하면 충분합니다.

변형: 옆으로 플랭크 변형을 제대로 된 자세에서 30초간 버틸 수 있어서 난이도를 좀더 높이고 싶으면, 아래쪽 무릎을 구부리지 않고 곧게 펴는 정통 사이드 플랭크를 하면 됩니다.

주의!

허리에 무리가 가지 않게 하려면 등을 둥글게 말아서는 안 됩니다. 대신 매트에 등을 최대한 밀착시켜서 등과 매트 사이가 뜨지 않아야 합니다. 이 자세가 어렵다면 양손을 엉덩이 아래에 받쳐주면 자세를 잡는 데 도움이 됩니다.

1

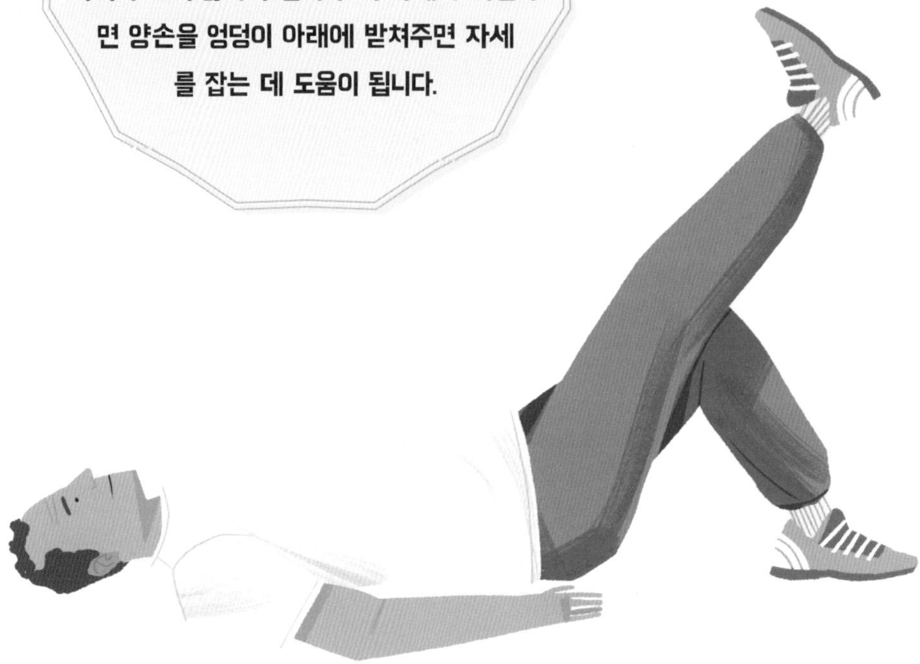

2

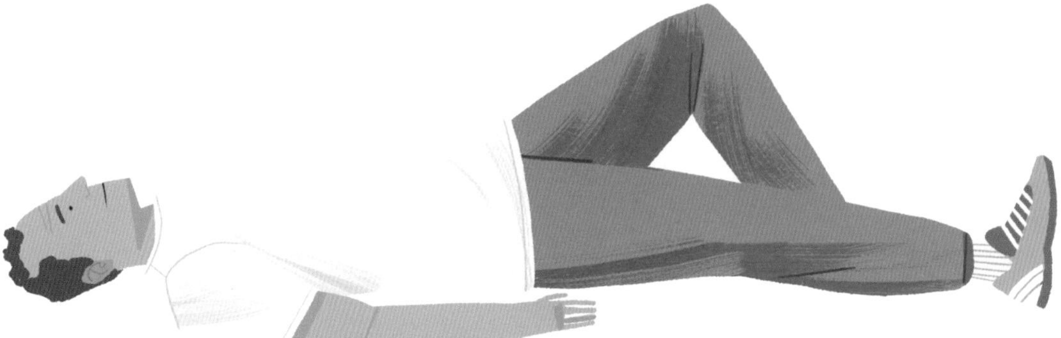

한 다리 올리기

목표 근육군

복직근, 복사근

다리를 움직일 때 몸의 다른 부분이 움직이지 않도록 코어를 사용해야 합니다. 이 운동은 장본 것을 옮길 때 같은 상황에서 코어가 중심을 잘 잡도록 도와줍니다.

하는 법

1 오른쪽 다리는 곧게 펴고 왼쪽 다리는 구부려서 왼발바닥을 바닥에 붙이고 매트에 누워서 시작합니다. 팔은 양옆에 편하게 둡니다. 숨을 들이마십니다.

2 숨을 내쉬면서 코어를 사용해서 곧게 편 오른쪽 다리를 왼쪽 무릎 높이로 들어올립니다. 2초간 유지했다가 숨을 들이마시면서 천천히 내립니다. 이것이 1회입니다.

3 10~12회를 목표로 하세요. 그런 다음 반대편으로 똑같이 합니다.

변형: 동작에 강도를 더하려면 양팔을 가슴 위에 X자로 얹어두고 합니다. 이때 턱과 가슴 사이 간격은 사과 하나가 끼어 있을 정도라는 걸 기억하세요.

주의!

크런치를 할 때 동작을 아주 크게 하지 않아도 됩니다. 동작을 작게 하더라도 복근을 적절히 쓰면 눈에 띄는 결과를 얻을 수 있습니다. 정확한 자세가 제일 중요합니다.

1

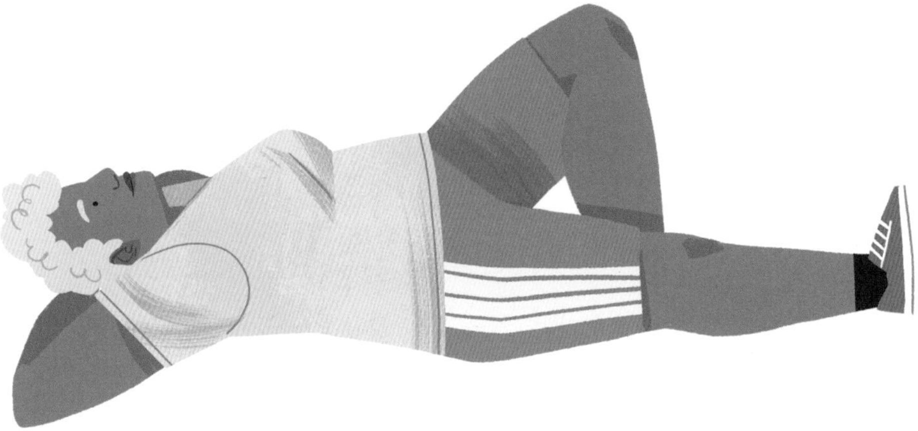

2

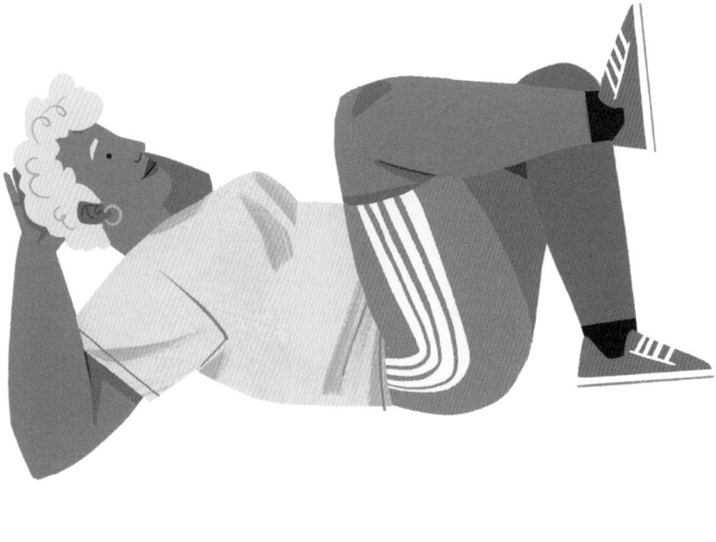

한 다리 크런치

목표 근육군

복직근, 복횡근

정통 크런치는 부상 가능성이 높은 반면, 너무 쉬워서 코어 근육을 제대로 활용하지 않더라도 무난히 해낼 수 있어서 그다지 선호하는 운동이 아닙니다. 다리 동작도 추가하면 일반적인 크런치와 달리 코어 전체를 활용할 수밖에 없어 몸통 운동이 됩니다.

하는 법

1 매트 위에 누운 채 오른쪽 다리는 곧게 펴고 왼쪽 다리는 구부려서 왼발바닥을 바닥에 붙이고 시작합니다. 양손은 머리를 받칩니다. 숨을 들이마십니다.

2 숨을 내쉬면서 오른쪽 무릎을 구부리며 들고 머리를 매트에서 띄워서 크런치를 합니다. 이때 턱을 가슴 쪽으로 당기지 마세요. 대신, 턱과 가슴 사이에 사과 하나가 끼이 있다고 상상해보세요. 이 간격을 계속 유지해야 합니다.

3 숨을 들이마시면서 오른쪽 다리를 바닥으로 내립니다. 이것이 1회입니다. 10~12회를 목표로 하세요. 그런 다음 반대편으로 똑같이 합니다.

변형: 난이도를 높이려면 양팔을 귀 옆에 붙이고 머리 위로 뻗어서 머리를 들어올릴 때까지 유지합니다. 반동을 이용하려고 팔을 앞으로 내밀지는 마세요. 팔을 귀 옆에 두어야 중심을 잡아주면서 저항을 높입니다.

주의!

고양이와 소 자세는 물 흐르듯 부드럽게 이어져야 합니다. 동작을 갑자기 확 바꿔서는 안 됩니다. 운동을 하는 동안 손목에만 몸무게를 싣지 않도록 하세요. 몸무게를 열 손가락으로 분산시킨다고 생각해보세요.

1

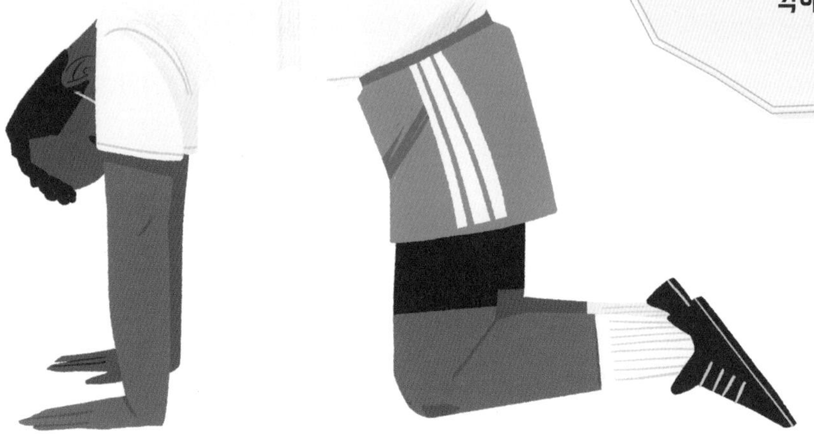

2

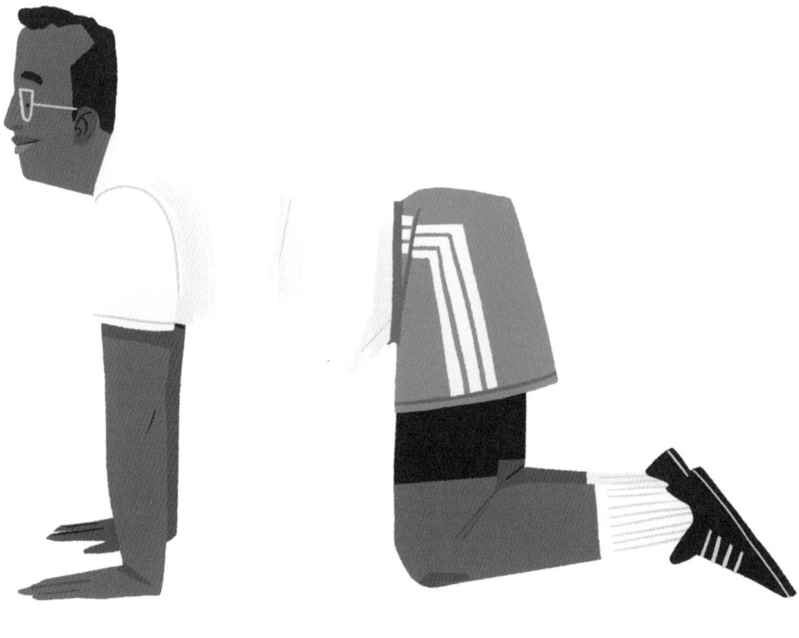

고양이와 소

목표 근육군

복직근, 복횡근, 횡돌기극근, 척주기립근

겉보기에는 쉬워 보여도 허리 통증과 좌골 신경통을 줄여주는 정말 좋은 운동입니다. 목, 어깨, 척추, 엉덩이를 스트레칭해주면서 강화하고, 동시에 체내 기관들을 부드럽게 마사지해서 기분도 좋아지고 소화도 잘되게 합니다.

하는 법

1 손바닥은 어깨 바로 아래, 무릎은 엉덩이 바로 아래에 두고 척추를 곧게 편 채로 네 발로 엎드려서 시작합니다. 시선은 바닥의 매트를 향합니다.

2 숨을 들이마시면서 배를 매트 쪽으로 내밀고 턱을 들어올려 천장을 바라봅니다. 이때 어깨는 귀에서 멀어지게 합니다. 개가 낮잠을 자고 일어나서 몸을 쭉 펴는 모습을 상상하면서 배를 늘여보세요. 이것이 소 자세입니다.

3 숨을 내쉬면서 복근을 척추 쪽으로 끌어올리고 등을 천장 쪽으로 둥글립니다. 목을 늘여 머리를 앞으로 떨어뜨립니다. 억지로 턱을 가슴 쪽으로 가져가지 마세요. 이것이 고양이 자세입니다.

4 몸을 앞뒤로 천천히 움직이며 **고양이와 소** 자세를 합니다. 5~10번을 하는데, 숨 쉬는 것을 잊지 마세요.

변형: 무릎이 아프면 매트를 겹쳐서 깔거나 담요를 접어서 무릎 아래에 깔아주세요. 손목이 아프면 손바닥이 아닌 팔뚝을 매트에 댑니다.

주의!
팔다리를 들어올릴
때 굽히지 말고 최대한
쭉 펴세요.

1

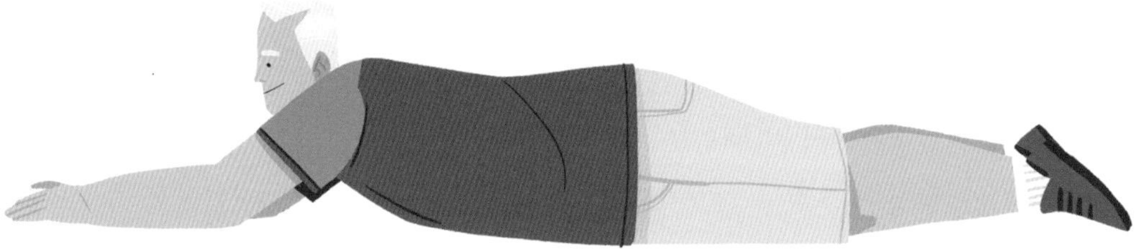

2

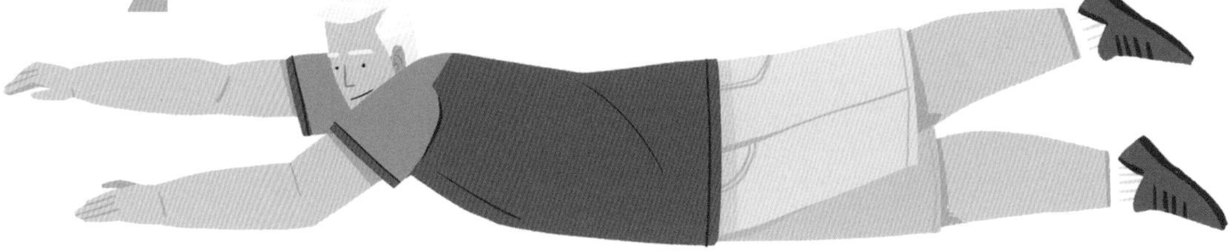

번갈아 슈퍼맨

목표 근육군

복직근, 복횡근, 복사근, 척주기립근

코어는 복근보다 더 많은 근육과 연관되어 있습니다. 이 운동은 옆구리와 등까지 포함해 몸통 전체를 둘러싸고 있는 근육을 강화하는 걸 목표로 합니다. 이 근육들은 바른 자세를 유지할 수 있게 하며, 나이가 들면서 등이 굽는 것을 막아줍니다.

하는 법

1. 엎드려서 양팔을 머리 위로 쭉 편 채로 시작합니다. 숨을 들이마십니다.
2. 숨을 내쉬면서 오른팔과 왼쪽 다리를 들어올려 바닥에서 10센티미터 정도 띄웁니다. 이때 코어로 몸의 균형을 잡도록 합니다. 3초간 유지했다가 숨을 들이마시면서 팔다리를 내려놓습니다.
3. 왼팔과 오른쪽 다리도 똑같이 들어올리고 3초 동안 유지합니다. 이것이 1회입니다. 1세트에 10~15회 하는 것을 목표로 합니다.

변형: 난이도를 높이려면 팔다리를 들어올리고 멈춰 있기보다는 좀더 빠르게 팔다리를 움직여서 수영하는 것 같은 동작을 합니다. 운동하는 동안 계속 숨을 쉬어야 합니다.

주의!

엉덩이는 바닥과 수평을 이루게 하고, 골반이 틀어지지 않도록 자세를 유지해서 다리가 바깥쪽으로 벌어지거나 안쪽으로 휘어지지 않게 합니다. 목을 심하게 꺾지 말고 운동하는 내내 매트를 내려다보세요.

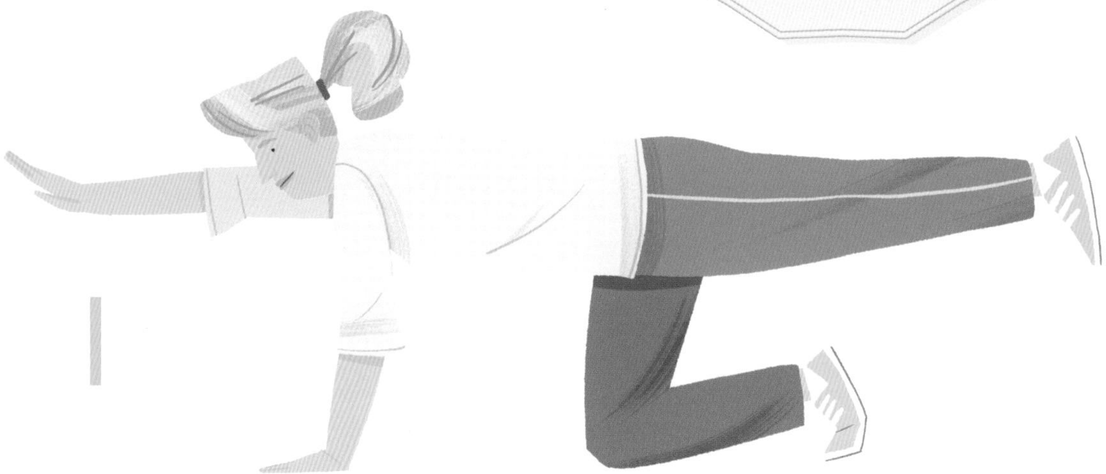

1

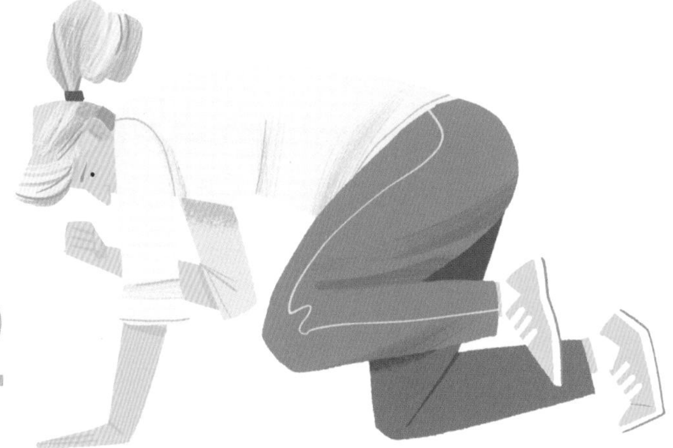

2

새와 개

목표 근육군

척주기립근, 복직근, 복사근

이 운동은 안전하게 척추를 늘이고 구부리고 돌리는 데 필요한 근육들을 강화하는 것을 목표로 합니다. 누구의 도움도 받지 않고 움직일 수 있으려면 꼭 필요한 근육들이지요. **새와 개** 자세는 허리에 무리가 가지 않기 때문에 등 통증에서 회복 중이라면 훌륭한 선택지가 됩니다.

하는 법

1 손바닥은 어깨 바로 아래, 무릎은 엉덩이 바로 아래에 두고 네 발로 엎드려서 시작합니다. 시선은 바닥의 매트를 향합니다.

2 숨을 들이마시면서 오른팔을 앞으로, 왼쪽 다리를 뒤로 쭉 폅니다. 오른손 끝부터 척추를 지나 왼쪽 발가락까지 곧은 선이 되게 합니다.

3 숨을 내쉬면서 코어를 이용해 등을 둥글리고 팔과 다리를 몸쪽으로 당겨서 몸통 가운데에서 만나게 합니다. 이것이 1회입니다. 10~12회를 하고 나서 반대편으로 똑같이 합니다.

변형: 균형을 잡기가 힘들다면 팔과 다리를 매트에서 10센티미터 정도만 들어올려서 2~3초간 유지합니다. 균형을 잘 잡게 되면 등을 둥글리고 팔과 다리를 당기는 동작을 합니다.

주의!

처음에는 몸 뒤로 팔을 멀리 뻗지 못해도 괜찮습니다. 편한 만큼만 뻗어보세요. 가동범위는 연습으로 늘릴 수 있습니다. 척추는 곧게 펴세요. 어깨를 앞으로 숙이지 마세요.

1

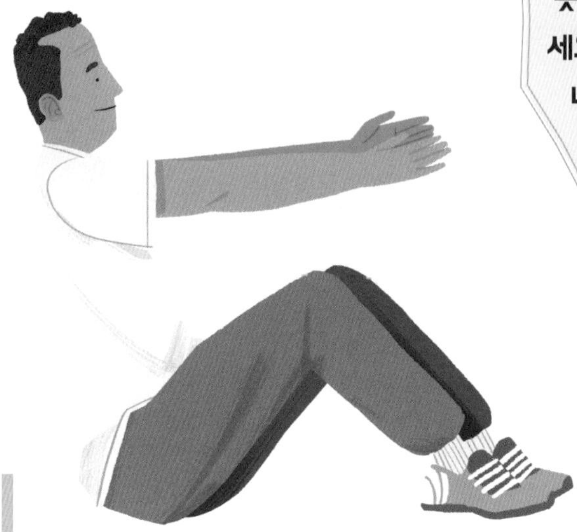

2

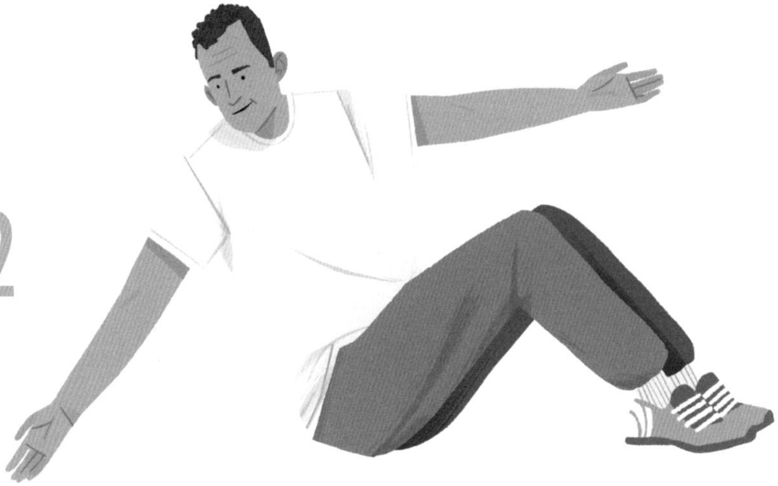

옆으로 쓸어내기

목표 근육군

복횡근, 복직근, 복사근

새와 개(74쪽) 자세처럼 몸통을 둘러싼 근육들을 강화하는 것을 목표로 합니다. 그 근육들이 튼튼해지면 몸통을 조이듯 받쳐주어 허리를 쭉 펴고 서서 자유롭게 움직일 수 있습니다.

하는 법

1 척추를 곧게 펴고 무릎을 모아 세우고 발바닥을 매트에 붙인 채로 앉아서 시작합니다. 양팔은 어깨너비로 벌리고 손을 앞으로 뻗습니다. 숨을 들이마십니다.

2 숨을 내쉬면서 몸통을 오른쪽으로 돌려 오른팔로 바닥을 쓸어내듯 뒤로 보내 매트 뒤쪽에 손을 댑니다.

3 코어를 이용해서 처음 자세로 돌아오면서 숨을 들이마십니다. 몸통을 왼쪽으로 돌려 왼팔로도 쓸어냅니다. 이것이 1회입니다. 10~15회를 목표로 하세요.

변형: 강도를 낮추려면 팔로 쓸어내는 동작을 빼고 두 손을 맞잡은 채로 몸통을 돌리거나, 몸통을 돌릴 때 손이 엉덩이 옆까지만 닿도록 합니다.

주의!

팔이 아닌 복근 운동이 되어야 합니다. 목을 꺾지 마세요. 턱과 가슴 사이에 사과 하나가 끼어 있다고 생각하고 그 간격을 계속 유지하세요.

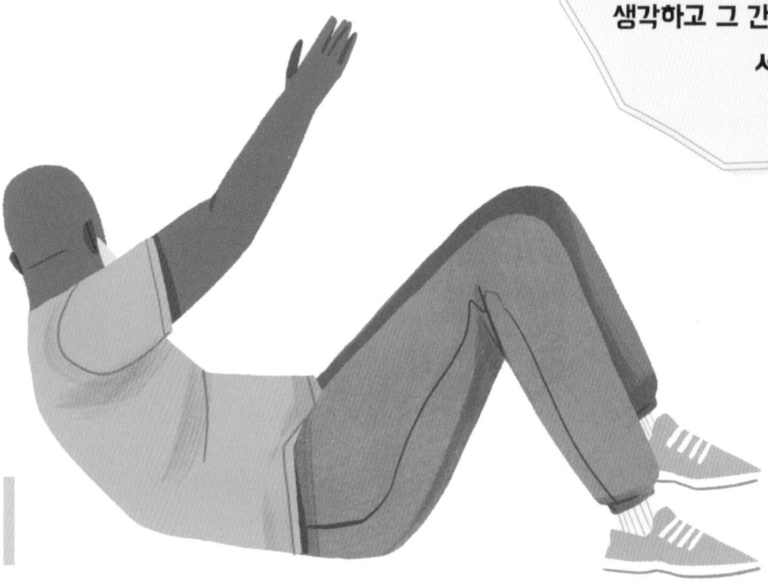

1

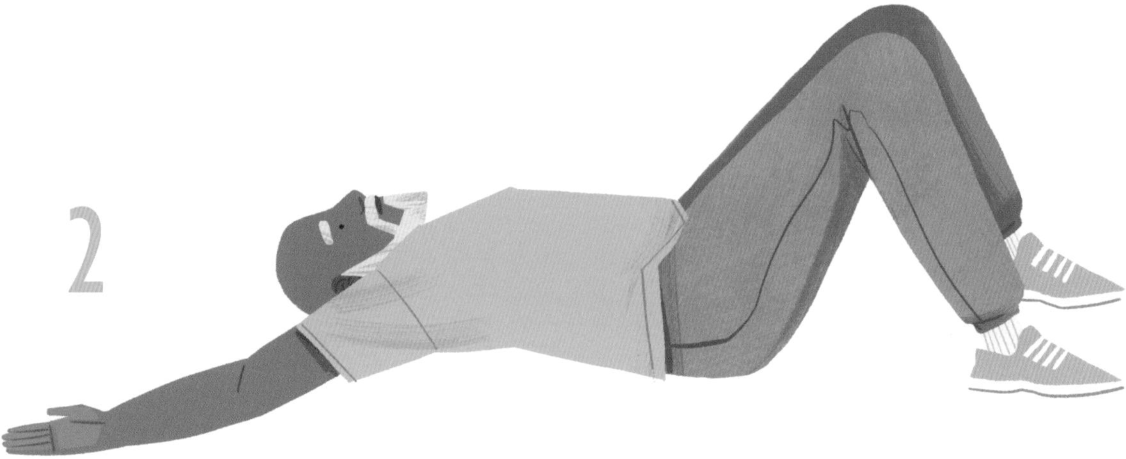

2

지렛대 크런치

목표 근육군

복직근, 복횡근, 복사근

다시 일어나지 못할까봐 매트에 눕는 걸 피하려는 사람들이 있습니다. 하지만 넘어졌다면 어쩔 건가요? 이 운동은 누워 있다가도 편하게 일어나는 데 도움을 주는 근육을 강화합니다. 낙상 사고뿐 아니라 매일 이부자리에서 일어날 때도 중요한 운동이지요.

하는 법

1. 무릎을 모아 굽히고 발바닥을 매트에 댄 채로 등을 대고 누워 시작합니다. 오른팔을 머리 위로 곧게 펴고 왼팔은 몸 옆에 둡니다. 숨을 들이마십니다.
2. 숨을 내쉬면서 코어를 수축해서 오른쪽 어깨를 매트에서 띄우고, 오른팔을 지렛대처럼 위로 편 다음, 대각선에 있는 왼쪽 엉덩이를 향해 뻗습니다.
3. 숨을 들이마시면서 처음 자세로 돌아갑니다. 이것이 1회입니다. 오른쪽 왼쪽 각각 10~12회를 합니다.

변형: 처음 자세로 돌아가지 않고, 팔을 계속 대각선으로 뻗은 상태를 유지하다가 뻗은 손끝 쪽으로 좀더 내뻗는 동작을 아주 짧게 8회를 연이어 합니다. 반대편으로 똑같이 반복합니다.

주의!

골반을 매트에서 10센티미터 이상 들어올리려면 시간이 걸릴지도 모릅니다. 그때까지 골반을 기울이는 연습을 하면 됩니다. 엉덩이를 바닥에 붙이고 코어를 이용해 골반이 천장을 향하도록 기울입니다.

1

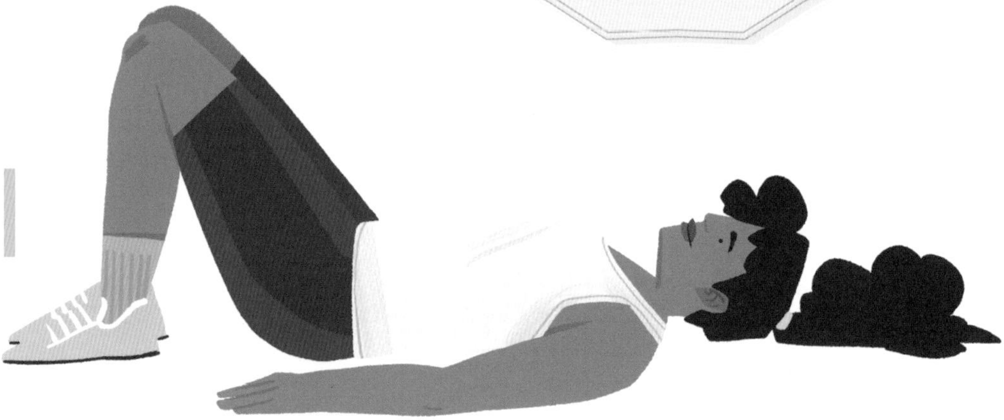

2

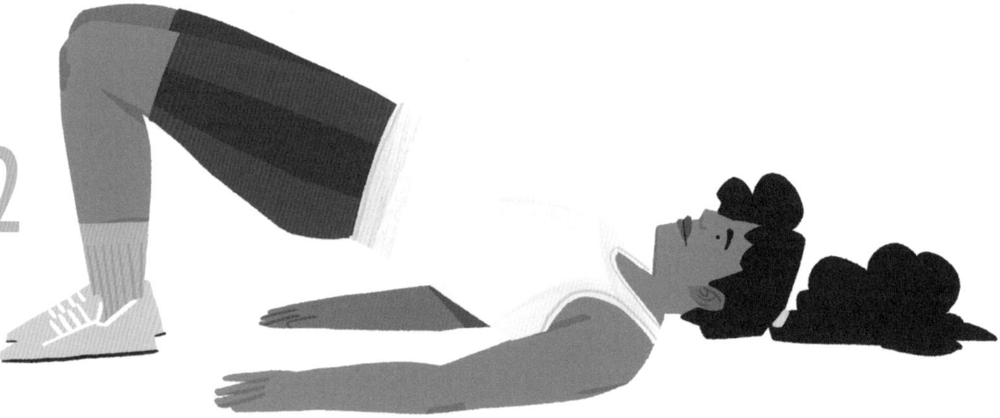

브릿지

목표 근육군

복직근, 복횡근, 척주기립근

하루 대부분을 앉아서 보내는 바람에 긴장하고 수축된 근육을 이완시키는 데 더없이 좋은 운동입니다. 엉덩이의 가동범위를 늘리는 것뿐 아니라 엉덩이의 긴장을 완화하고 등 통증을 줄여줍니다.

하는 법

1 등을 대고 누워 무릎을 굽힌 채로 발을 골반 너비로 벌리고 발바닥을 바닥에 붙인 상태에서 시작합니다. 숨을 들이마십니다.

2 숨을 내쉬면서 발뒤꿈치를 눌러서 코어와 둔근에 힘을 주고 골반을 위로 들어올립니다.

3 3~5초간 유지하고 나서 숨을 들이마시면서 엉덩이를 내리고 처음 자세로 돌아갑니다. 5~10번 반복하세요.

변형: 브릿지를 정확한 자세로 할 수 있고 몇 초간 편하게 유지할 수 있어서 난이도를 높이고 싶다면, 엉덩이를 들어올릴 때 한쪽 다리를 곧게 펴서 들어보세요.

1

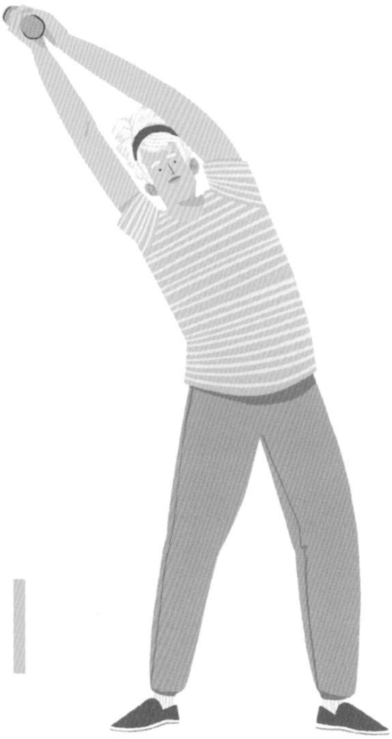

주의!

골반 위치를 고정합니다.
옆으로 기울일 때 골반을
움직이지 마세요.

2

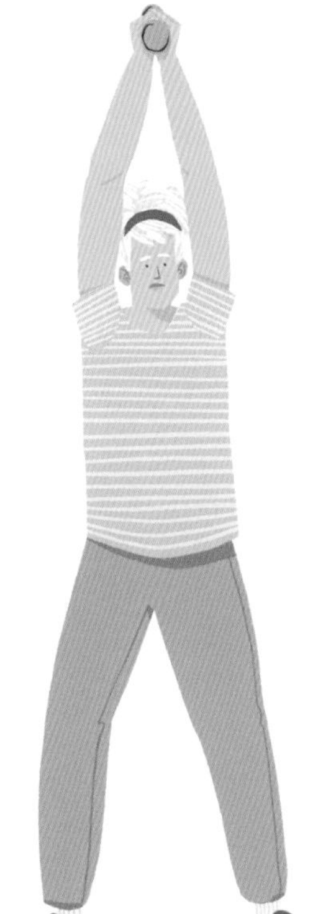

3

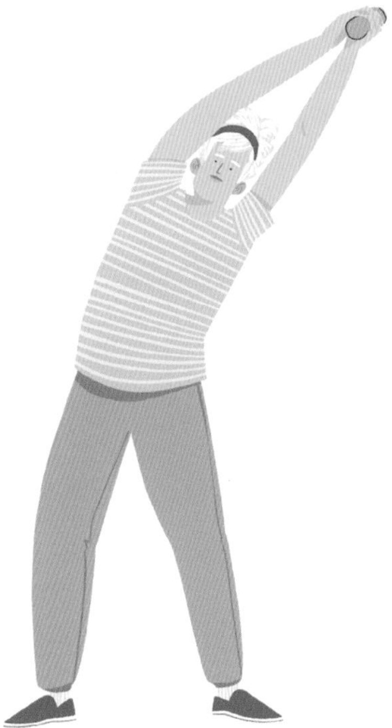

덤벨 들고 옆으로 기울이기

목표 근육군

복사근, 척주기립근

이 동작은 허리와 양옆 복벽(腹壁)의 근력과 유연성을 높여서 더 자유롭게 몸을 움직이고 굽힐 수 있게 하며 척추를 지지해줍니다. 또한 허리선을 살려주지요.

하는 법

1 두 발을 골반 너비보다 살짝 더 벌린 채로 서서 시작합니다. 덤벨을 양손에 쥐고 머리 위로 똑바로 들어올립니다. 숨을 들이마십니다.

2 숨을 내쉬면서 배를 집어넣고, 척추를 늘려준다는 느낌으로 오른쪽으로 천천히 몸을 기울입니다.

3 숨을 들이마시면서 처음 자세로 돌아옵니다. 그런 다음 왼쪽으로도 똑같이 한 번 합니다. 이것이 1회입니다. 10~15회를 목표로 하세요.

변형: 강도를 낮추려면, 덤벨을 드는 대신 양손을 골반에 올리고 동작을 합니다.

주의!
이 운동은 근력을 기를 뿐만 아니라 균형감각도 자극하기 때문에 동작을 배우는 동안 천천히 해야 합니다.

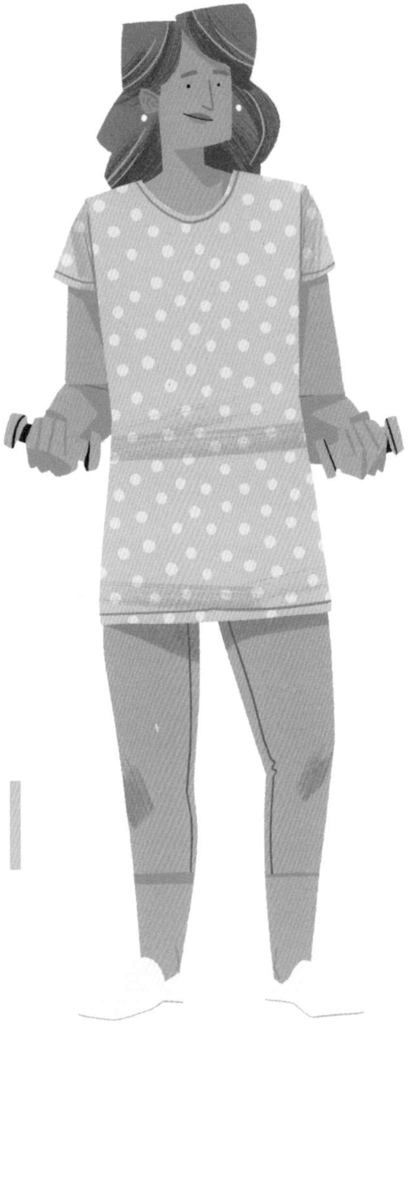

1

2

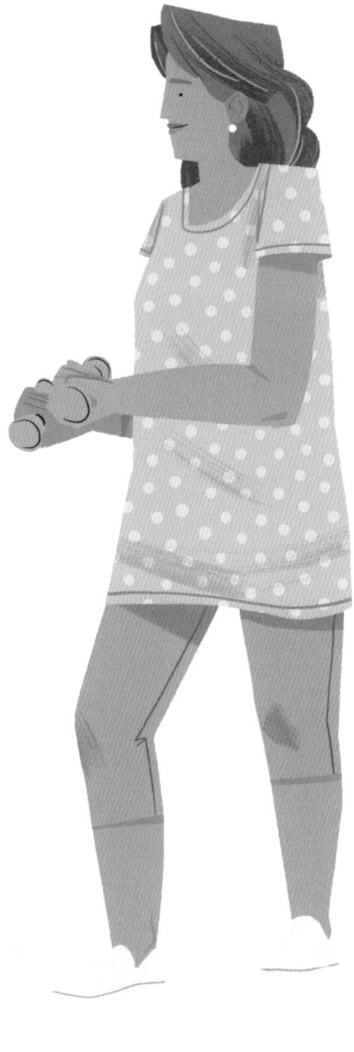

몸 돌려 런지[12]

목표 근육군

복직근, 복횡근, 내복사근

우리가 움직일 때 한 번에 하나의 근육군만 사용하는 경우는 드뭅니다. 다른 부위의 여러 근육군이 함께 작용하지요. 차에서 내릴 때, 몸을 돌린 뒤 일어나려고 몸을 세우는 걸 생각해 보세요. 그러므로 옆으로 몸 돌리기와 런지가 합쳐진 이 운동처럼 여러 주요 근육군 강화를 목표로 하는 동작은 일상생활에 적용해볼 수 있다는 점에서 아주 특별한 운동입니다.

하는 법

1 덤벨을 위로 향하게 손에 쥐고 팔을 90도로 굽혀서 허리 높이에 오게 한 뒤 선 자세에서 시작합니다. 숨을 들이마십니다.

2 숨을 내쉬면서 오른발을 앞으로 내딛어서 런지를 하고, 동시에 몸통을 오른쪽으로 돌립니다. 시선은 몸통을 따라갑니다.

3 숨을 들이마시면서 처음 자세로 돌아갑니다. 이것이 1회입니다. 오른쪽 왼쪽 각각 8~10회를 목표로 합니다.

변형: 강도를 낮추려면, 하나의 동작으로 하기보다 천천히 구분 동작으로 합니다. 런지 먼저 한 다음 몸통 돌리기를 합니다.

1

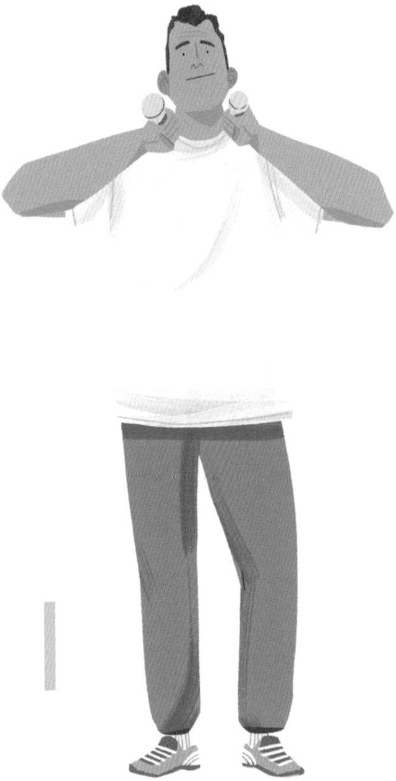

주의!

스쿼트[13]를 할 때는 바른 자세를 유지하는 것이 핵심입니다. 뒤꿈치가 바닥에서 뜨거나, 어깨가 앞으로 굽는 등 흔한 동작 실수를 하지 않아야 합니다. 엉덩이는 반드시 뒤로 내밀어주세요. 자기 발을 볼 수 있어야 좋은 자세입니다.

2

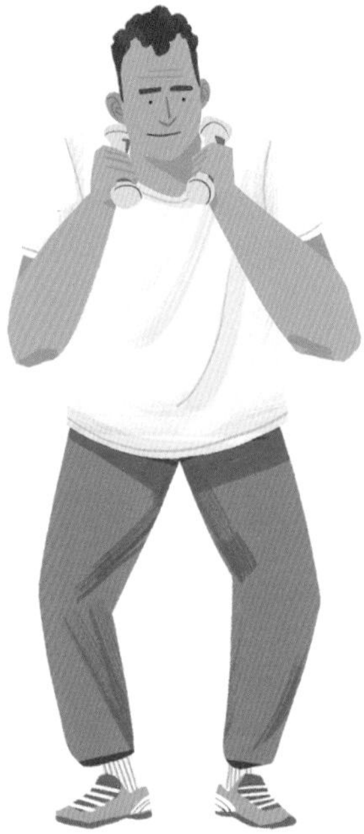

3

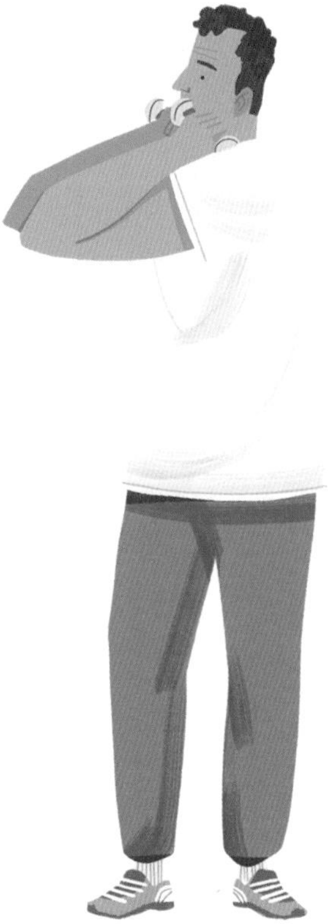

몸 돌려 스쿼트 1

목표 근육군

복직근, 복횡근

운동할 때 스쿼트 동작을 넣는 것은 우리 몸에서 가장 큰 근육군 중 하나를 움직이게 함으로써 칼로리를 더 많이 태우는 좋은 방법입니다. 코어 운동에 스쿼트를 함께 연습하면 두 발로 안정적으로 균형을 잡고서, 앉았다 일어나는 것뿐 아니라 몸을 굽혀 물건을 들어올리는 능력을 향상시킬 수 있습니다.

하는 법

1 두 발을 골반 너비보다 살짝 더 벌리고 서서, 양손에 덤벨을 쥐고 어깨 위에 올려놓은 뒤 시작합니다. 숨을 들이마십니다.

2 숨을 내쉬면서 엉덩이를 뒤로 내밀고 무릎을 굽히면서 의자에 앉으려는 것처럼 몸을 낮춥니다. 등이 굽으면 안 됩니다. 가슴을 똑바로 세우세요.

3 숨을 들이마시면서 몸무게를 뒤꿈치에 싣고 몸통을 오른쪽으로 돌리며 다시 일어납니다.

4 동작을 반복하는데, 이번에는 앉았다 일어나면서 몸통을 왼쪽으로 돌립니다. 이것이 1회입니다. 20회 반복하세요.

변형: 이 운동의 효과를 보기 위해 스쿼트를 할 때 아주 낮게 주저앉을 필요는 없습니다. 강도를 낮추려면 스쿼트를 깊게 하지 않거나 덤벨을 들지 않고 동작을 합니다.

주의!

이 동작은 옆으로 기울이기 (44쪽)와는 다릅니다. 옆구리를 따라 아래로 몸을 굽히기보다 살짝 몸 뒤로 팔을 내려야 합니다. 숨 쉬는 것도 잊지 마세요.

1

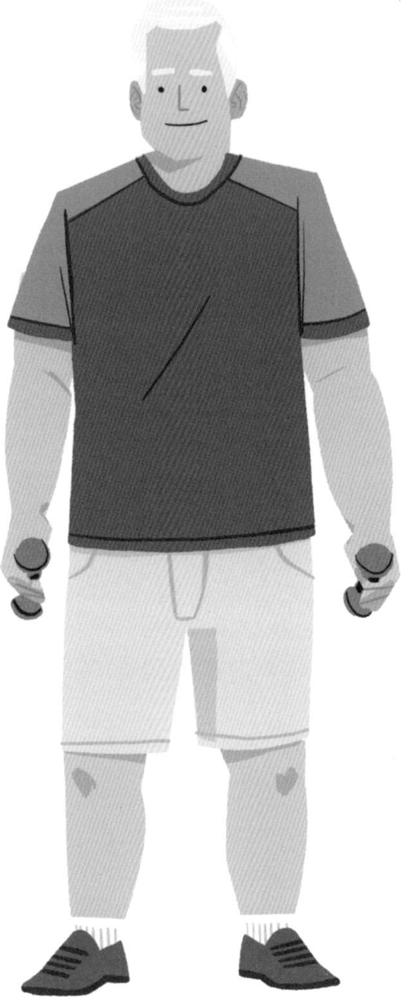

2

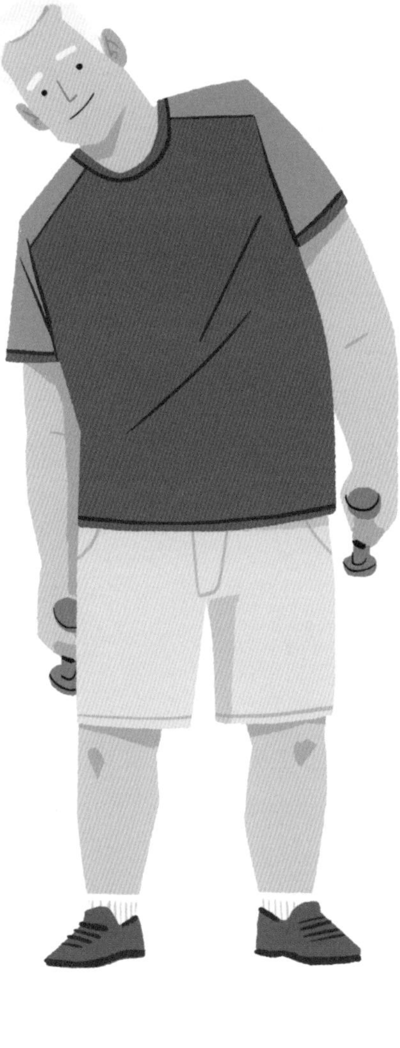

뒤로 기울이기

목표 근육군

복직근, 복횡근, 복사근

이 운동은 바지 허리춤 위로 흘러넘치는 뱃살을 목표로 하기에 좋습니다. 그 옛날 코르셋을 입을 때처럼 배를 안으로 집어넣는 데 쓰이는 근육을 운동시킵니다.

하는 법

1 양손에 덤벨을 들고 선 자세에서 시작합니다. 가슴을 내민 채로 어깨를 뒤쪽 아래로 내려서 두 팔이 살짝 허벅지 뒤로 가게 합니다. 숨을 들이마십니다.

2 숨을 내쉬면서 오른쪽으로 기울였다가 왼쪽으로 기울입니다. 이때 덤벨이 든 손이 무릎 뒤쪽에 닿게 합니다. 이것이 1회입니다.

3 양옆으로 몸을 기울이면서 계속 숨을 쉬세요. 꾸준히 숨을 쉬는 것이 숨을 들이마시고 내쉬는 때를 맞추는 것보다 중요합니다. 총 20회를 목표로 하세요.

변형: 강도를 높이려면 덤벨의 무게를 높이거나 몇 회를 더 이어서 하세요.

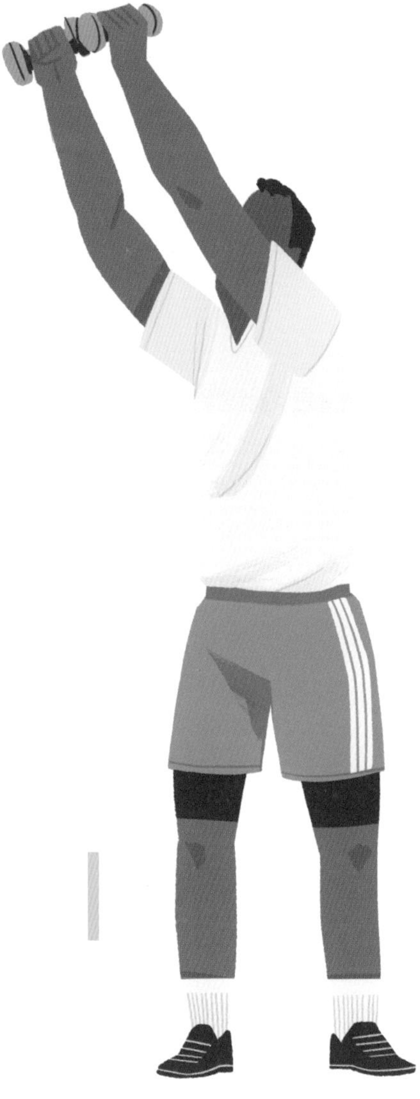

1

주의!

움직일 때 시선은 덤벨을 따라가도록 합니다. 이 동작을 시작할 때 가속도를 이용해 덤벨을 들거나 내리지 말고 코어 근육을 활용합니다.

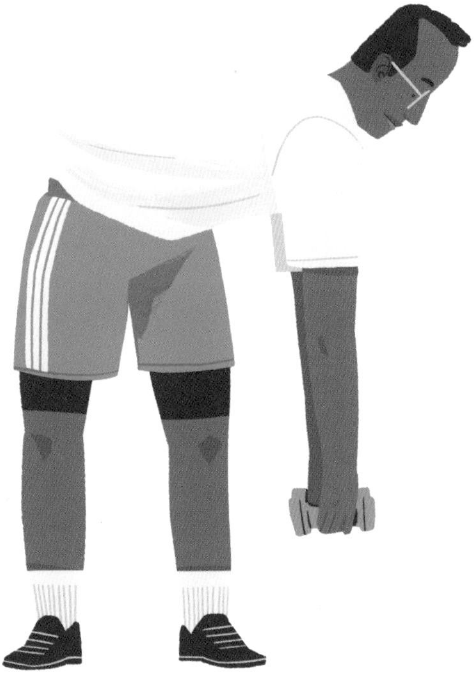

2

덤벨 들고 끌어내리기

목표 근육군

복직근, 복횡근, 복사근, 광배근

이 동작은 근육을 강화하고 다양한 활동을 안전하게 하는 데 필요한 가동범위를 유지시켜줍니다. 장 본 것을 정리하고, 액자를 벽에 걸고, 마당의 나무에 가지치기를 할 때 모두 이 운동과 같은 근육군을 씁니다.

하는 법

1 양손에 덤벨을 쥐고 팔을 굽혀 가슴 높이로 들어올린 채로 곧게 서서 시작합니다.

2 숨을 들이마시면서 몸무게를 오른발에 싣고 오른쪽 위로 양팔을 뻗습니다.

3 숨을 내쉬면서 코어를 이용해서 몸 앞을 가로질러 덤벨을 왼쪽 정강이 밖으로 내립니다. 이때 몸무게를 왼쪽 다리에 옮겨 싣습니다.

4 이것이 1회입니다. 8~10회를 하고, 반대편으로 똑같이 합니다.

변형: 강도를 높이려면, 덤벨의 중량을 높이거나 횟수를 늘리세요.

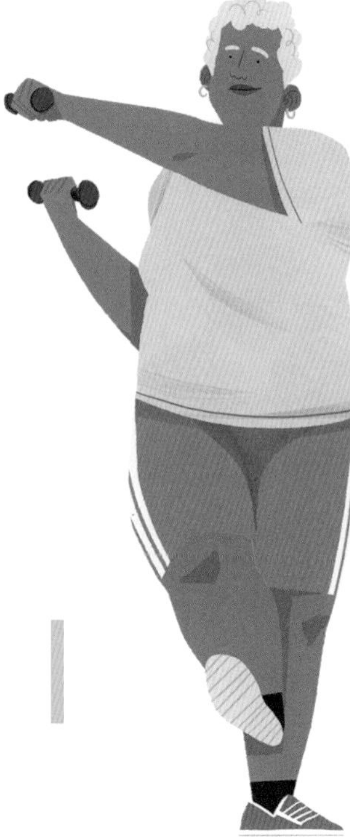

1

주의!

펀치를 날릴 때는 팔이 바깥쪽으로 젖혀지지 않도록 팔꿈치를 살짝 굽히세요. 코어는 곧게 펴고 힘을 준 상태여야 합니다.

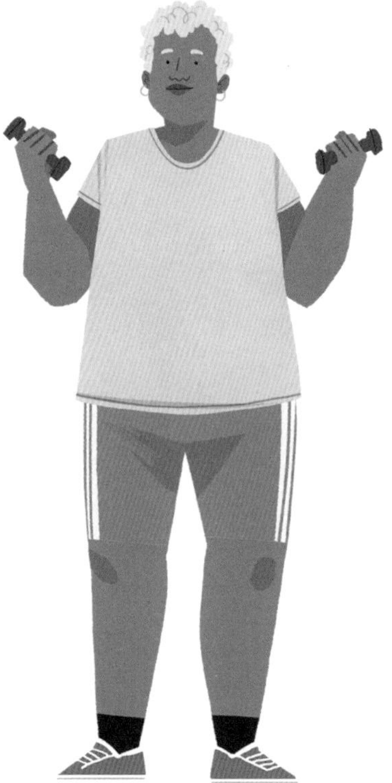

2

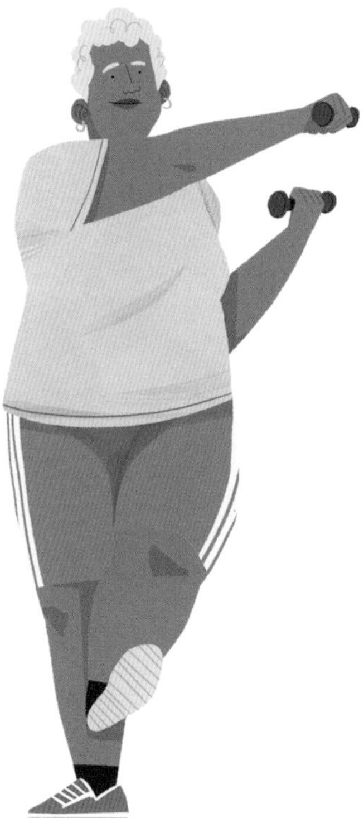

3

펀치 킥

목표 근육군

복직근, 복횡근, 광배근

일상생활에서 우리는 몸이 어떻게 움직이는지에 대해 생각하는 경우는 많지 않습니다. 뇌와 근육이 알아서 협력하면서 균형을 잡고 곧게 서게 만들지요. 이 운동은 몸의 균형감각과 협응력을 길러주어서, 우리가 적극적으로 생각하지 않아도 안전하게 움직일 수 있게 하는 근육 기억을 만듭니다. 자세도 바르게 만들어줍니다. 준비물은 가벼운 덤벨이 전부입니다. 대체로 0.5킬로그램이나 1.5킬로그램 덤벨을 사용합니다.

하는 법

1 양손에 덤벨을 쥐고 이두박근을 말아올린 상태에서 시작합니다. 숨을 들이마십니다.

2 숨을 내쉬면서 몸에 힘을 주고 오른팔을 펀치를 날리는 동작으로 내뻗습니다. 동시에 왼쪽 다리를 앞으로 찹니다.

3 다시 처음 자세로 돌아와서 반대 방향으로 펀치와 킥을 날립니다. 운동하는 내내 꾸준히 숨을 쉽니다. 이것이 1회입니다. 20회를 목표로 하세요.

변형: 강도를 높이려면 덤벨의 중량을 높이거나 횟수를 늘리세요.

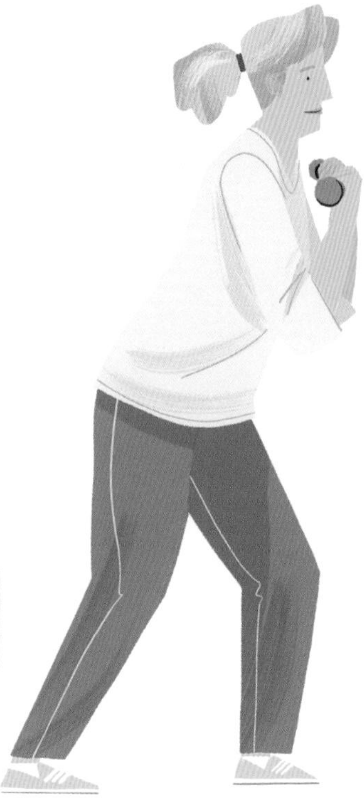

1

주의!
스쿼트를 하는 동안 상체를 숙이더라도 양쪽 어깨를 앞으로 모으지 말고 척추는 곧게 유지하세요.

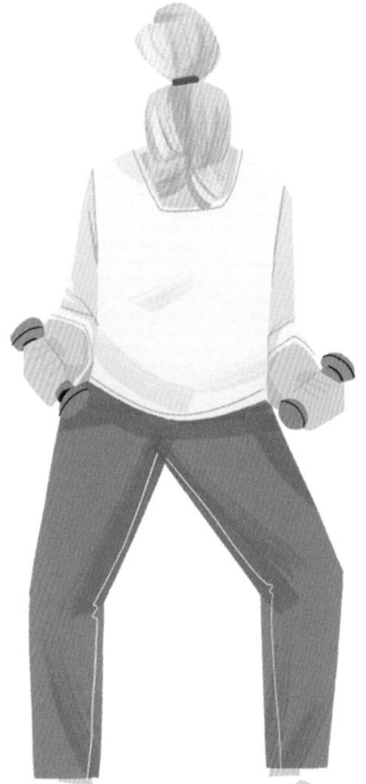

2

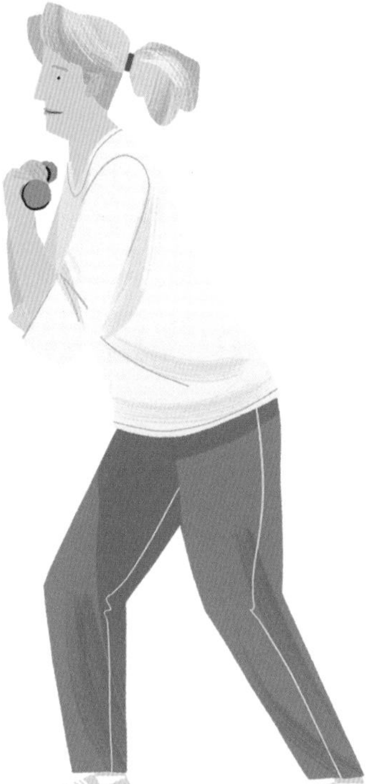

3

몸 돌려 스쿼트 2

목표 근육군

복직근, 복횡근, 복사근

이 운동에서는 몸 돌리기와 스쿼트를 함께 합니다. 둘 다 근력을 키우고 목표한 근육을 탄탄하게 만드는 데 아주 좋은 동작입니다. 이 동작은 정원 일을 하거나 잡초를 뽑거나 바닥에서 물건을 들어올리는 등 몸을 낮추는 활동을 하는 능력을 키워줍니다.

하는 법

1 오른쪽으로 몸을 돌리고 선 다음 오른발에 몸무게를 싣고 양쪽 무릎을 살짝 굽힌 상태에서 시작합니다. 덤벨을 양손에 들고 이두박근을 말아올립니다. 숨을 들이마십니다.

2 숨을 내쉬면서 코어를 이용해 몸을 돌려 정면을 향하는 동시에 상체를 숙여 스쿼트를 합니다.

3 숨을 들이마시면서 왼쪽으로 몸무게를 실은 다음 몸통을 들어 반대편으로 섭니다. 이것이 1회입니다. 10~12회를 목표로 합니다.

변형: 강도를 높이려면 몸통을 세울 때 위쪽을 향해 펀치를 날리세요.

주의!
운동하는 내내 척추를 곧게 펴세요. 몸을 세웠을 때는 하늘에서 무언가가 정수리를 잡아당긴다는 상상을 해보세요. 그렇게 하면 목과 척추를 늘리는 데 도움이 됩니다.

1

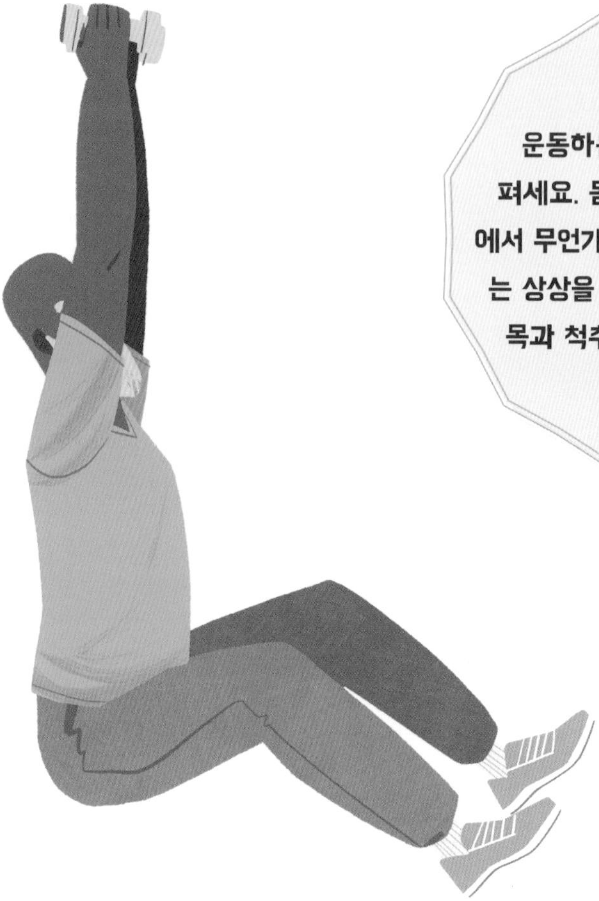

2

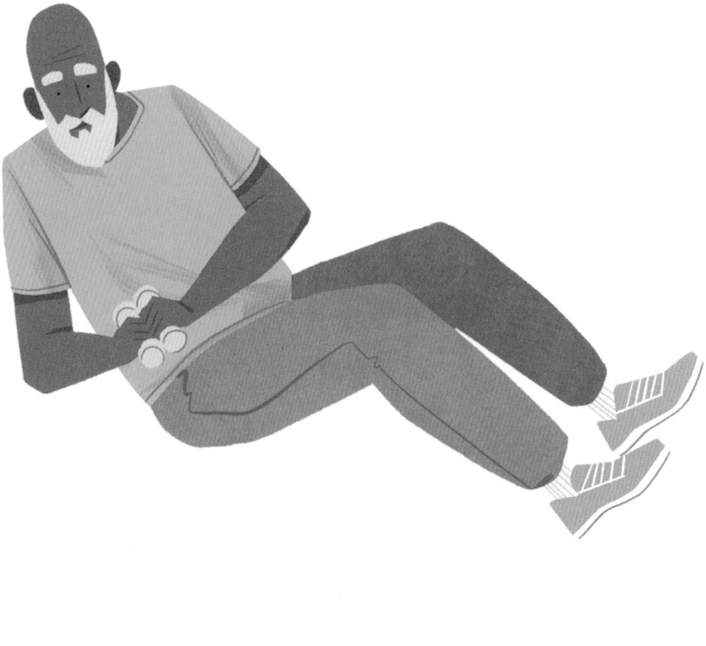

다리 굽혀 크런치

목표 근육군

복직근, 복횡근, 복사근

몸이 좌우로 흔들거리지 않게 코어의 안정성을 높이는 데 정말 좋은 동작입니다. 침대 옆으로 몸을 굴려서 일어날 수 있도록 근육을 튼튼하게 해주는 운동이기도 합니다. 또한 일반적인 크런치와 달리 목에 부상을 입을 위험이 적은 동작입니다.

하는 법

1 매트 위에 앉아서 앞으로 뻗은 다리를 굽히고 발을 매트에 댄 채로 시작합니다. 덤벨 양손에 하나씩 쥐고 머리 위로 곧게 들어올리면서 허리를 쭉 폅니다. 숨을 들이마십니다.

2 숨을 내쉬면서 상체를 뒤로 젖히고 몸을 오른쪽으로 돌립니다. 이때 덤벨을 내려서 오른쪽 엉덩이에 가져갑니다.

3 숨을 들이마시면서 다시 팔을 위로 뻗으며 처음 자세로 돌아옵니다. 반대편으로 똑같이 합니다. 이것이 1회입니다. 15~20번 반복을 목표로 하세요.

변형: 덤벨을 엉덩이에서 더 먼, 몸통 뒤 바닥에 닿게 하면 더 긴 가동범위가 만들어집니다.

주의!

윗몸일으키기를 하는 것이 아닙니다. 어깨는 바닥에서 10센티미터 정도만 띄워야 합니다. 턱을 가슴 쪽으로 당기지 않게 주의하세요. 이게 목을 보호하는 데 아주 중요합니다. (사과 하나를 턱과 가슴 사이에 끼웠다고 상상해보세요.)

1

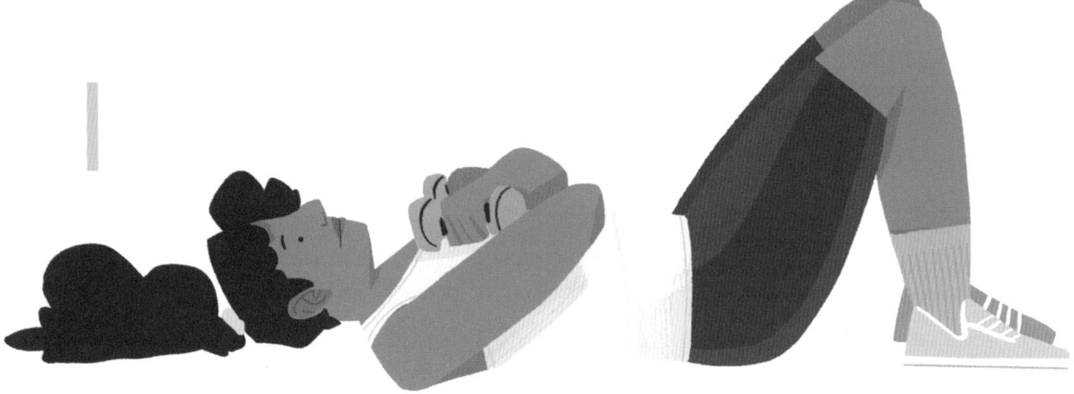

2

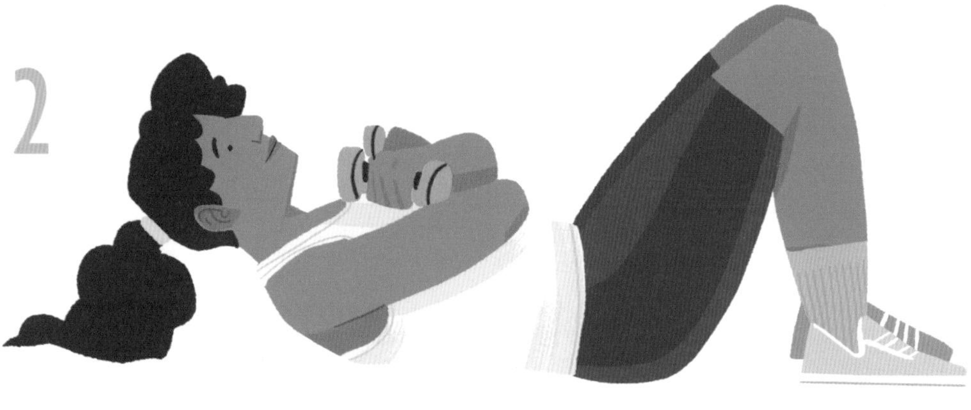

덤벨 쥐고 크런치

목표 근육군

복직근, 복횡근

이 동작은 정통 크런치와 비슷합니다. **덤벨 쥐고 크런치**는 무리하지 않고 코어 근력을 만들 수 있는 만능 운동입니다.

하는 법

1. 등을 대고 누워 다리를 굽히고 발바닥은 매트에 댄 채로 시작합니다. 양손에 덤벨을 쥔 채 팔은 가슴 위에 X자로 둡니다. 숨을 들이마십니다.
2. 숨을 내쉬면서 코어를 이용해 턱을 천장 쪽으로 들어올리고 어깨를 매트에서 띄웁니다.
3. 숨을 들이마시면서 어깨를 내려놓습니다. 이것이 1회입니다. 15~20회를 목표로 하세요.

변형: 강도를 높이려면 어깨를 띄운 채로 1~2초간 유지하거나 덤벨 중량을 높입니다.

주의!

이 동작은 천천히 중심을 잡고 해야 합니다. 몸의 반동을 이용하면 안 됩니다. 허리를 눌러서 매트에 평평하게 닿게 하고 턱을 가슴 쪽으로 당기지 않게 주의하세요. (사과 하나를 턱과 가슴 사이에 끼웠다고 상상해보세요.)

1

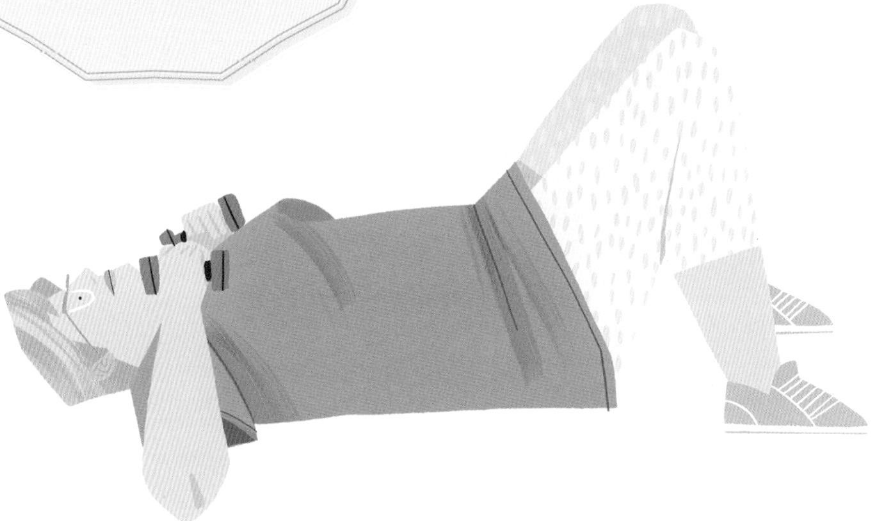

2

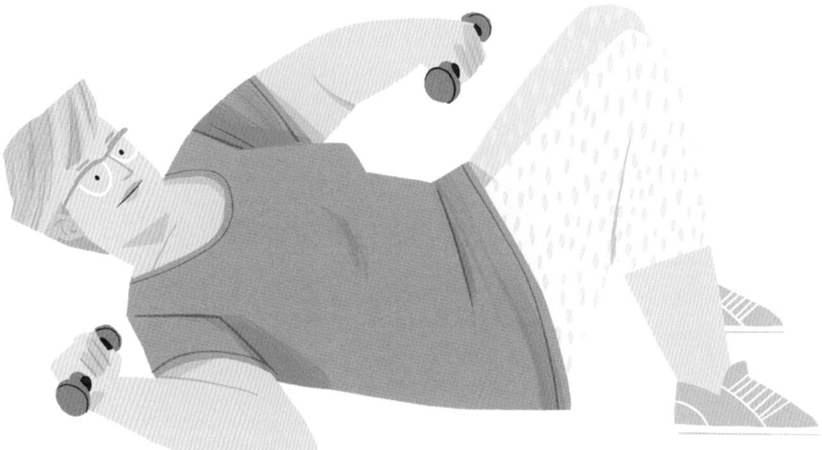

펀치 크런치

목표 근육군

복직근, 복횡근

코어를 단단하게 하는 동시에 가슴 근육을 운동시키는 이 동작처럼 한 번에 두 가지가 되는 동작은 추천할 수밖에 없지요.

하는 법

1 등을 대고 누워 다리를 굽히고 발바닥은 매트에 붙인 채로 시작합니다. 양손에 덤벨을 쥐고 팔을 굽혀서 덤벨을 겨드랑이 바로 위에 올립니다. 숨을 들이마십니다.

2 숨을 내쉬면서 코어를 이용해 어깨를 매트에서 띄웁니다. 이때 몸통을 오른쪽으로 돌립니다. 펀치를 날리듯 왼팔을 위로 뻗습니다.

3 숨을 들이마시면서 등을 매트로 내리고 처음 자세로 돌아갑니다. 반대편으로 똑같이 합니다. 이것이 1회입니다. 15~20회를 목표로 하세요.

변형: 강도를 높이려면 어깨를 띄운 채로 1~2초간 유지하거나 덤벨 중량을 높입니다.

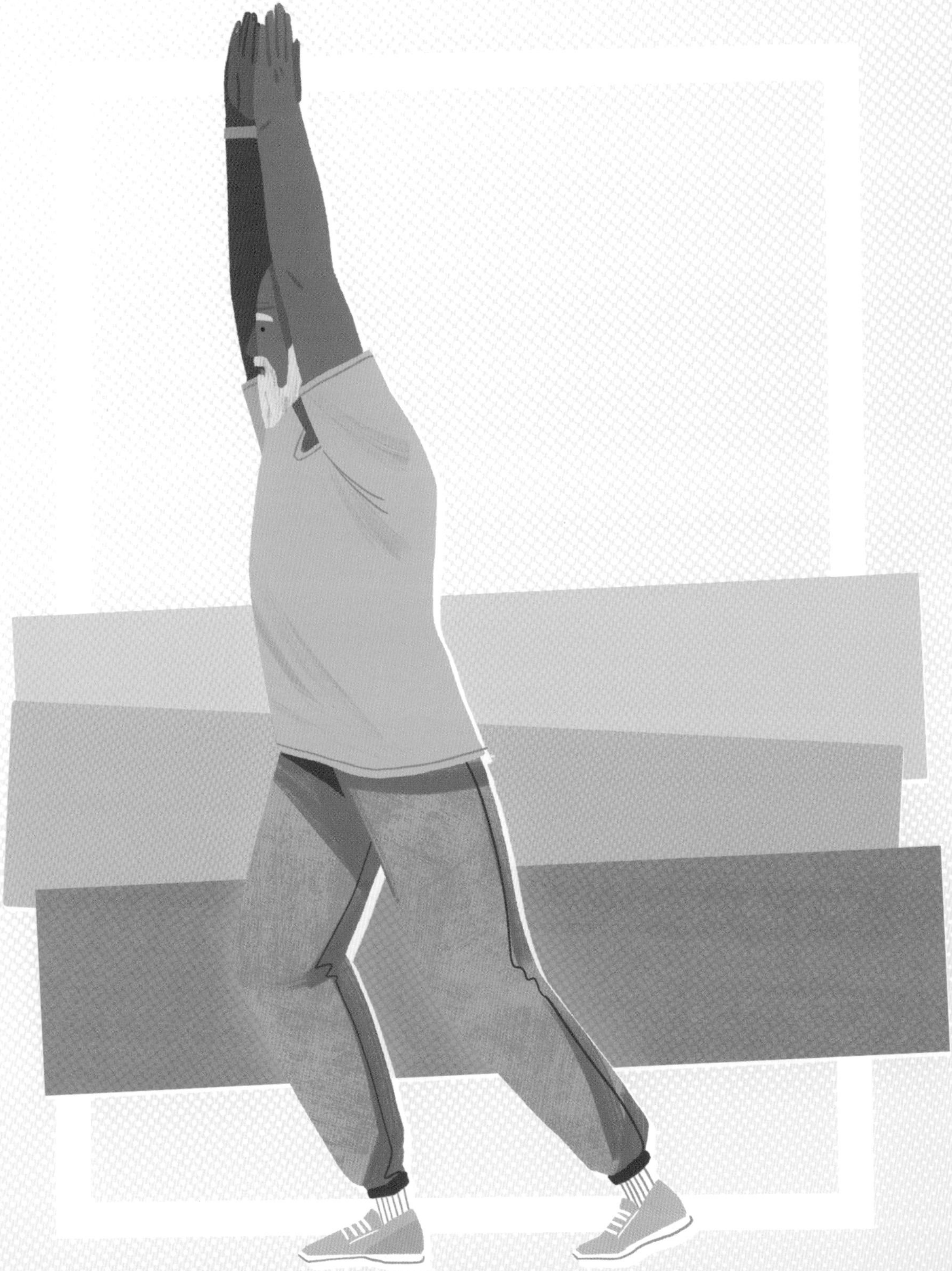

3부

프로그램
목적에 맞게 운동하기

2부에서 소개한 모든 운동들을 하나씩 해도 좋지만, 3부에서 소개하는 5분 프로그램들을 활용하면 더 큰 효과를 볼 수 있습니다. 몇 가지 운동을 목적에 맞게 모아서 하면 개별 운동을 하는 것보다 낫거든요. 여기에서 다룬 5분 프로그램들은 코어의 주요 근육군을 모두 단련시키며, 필요에 따라 골라서 할 수 있도록 네 가지로 분류했습니다.

집 안 활동을 위한 프로그램. 집 안과 집 주변에서 안전하고 편하게 움직이고 생활할 수 있도록 우리 몸의 안정성을 키워줍니다.

적극적인 활동을 위한 프로그램. 우리의 기동성을 높여주어 어떤 것이든 우리가 선택하는 활동을 자신 있게 적극적으로 할 수 있도록 해줍니다.

통증 완화를 위한 프로그램. 우리의 몸도 기계처럼 '기름을 쳐서' 부품이 잘 돌아가게 하는 일이 필요합니다. 이 프로그램은 혈액순환을 원활하게 해주어 튼튼한 뼈를 지탱하는 근육 덩어리를 만드는 동안 염증을 방지합니다.

파트너와 함께 하는 프로그램. 함께 하면 더 재미있는 것들이 있지요! 친구나 가족, 배우자를 초대하세요. 서로 응원해주거나 자세를 봐주면 운동이 더 쉬워집니다.

5분 정도 시간이 있다면, 지금 시작해봅시다!

1

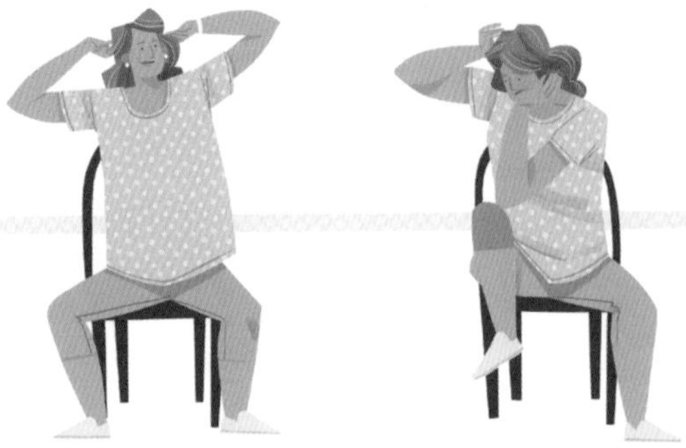

2

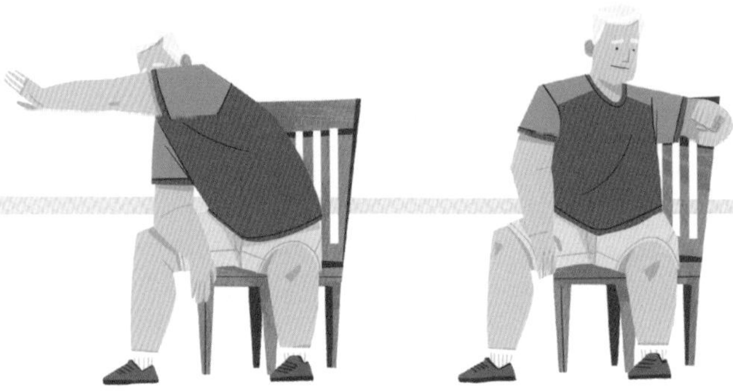

3

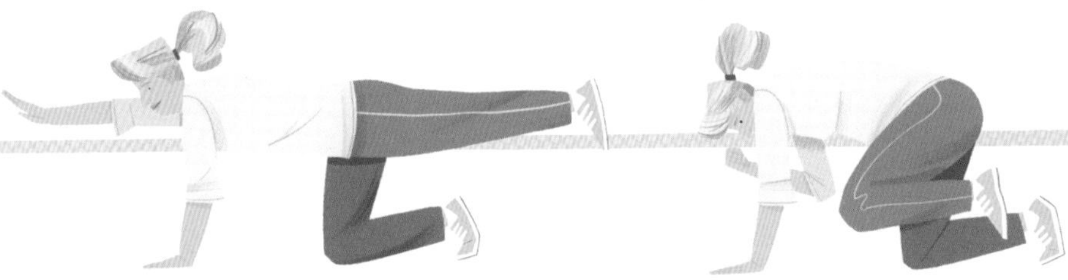

4

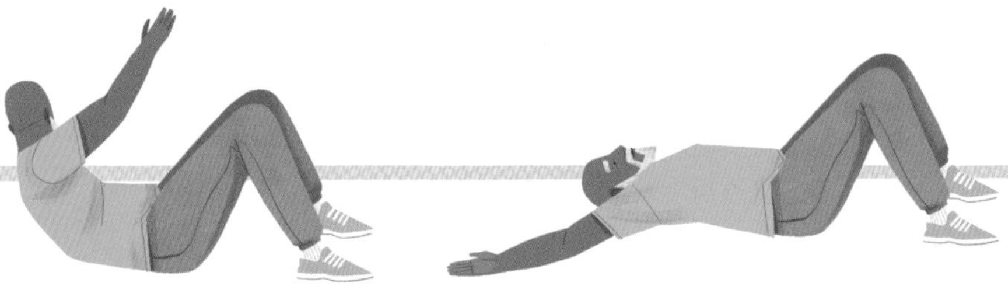

대청소하기

집 안 활동을 위한 프로그램

이 프로그램은 바닥을 문지르고 창문을 닦는 것부터 빨래를 하는 것까지, 집 여기저기를 청소할 때 발을 헛디디지 않고 편하게 움직일 수 있게 도와줍니다.

프로그램

1 대각선 크런치(24쪽): 20회

2 밧줄 잡아당기기(32쪽): 오른쪽 왼쪽 각 8회

3 새와 개(74쪽): 오른쪽 왼쪽 각 8회

4 지렛대 크런치(78쪽): 오른쪽 왼쪽 각 8회

주의!

척추를 신경 쓰세요. 운동을 하는 동안 정수리부터 꼬리뼈까지 일직선으로 유지한다는 느낌으로 합니다.

1

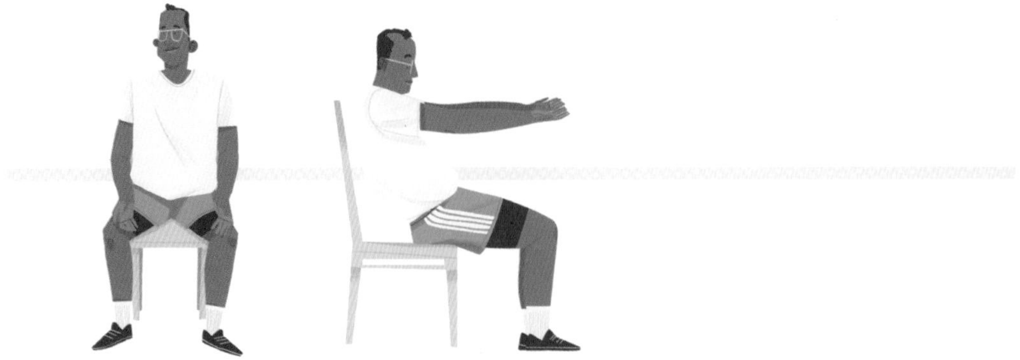

2

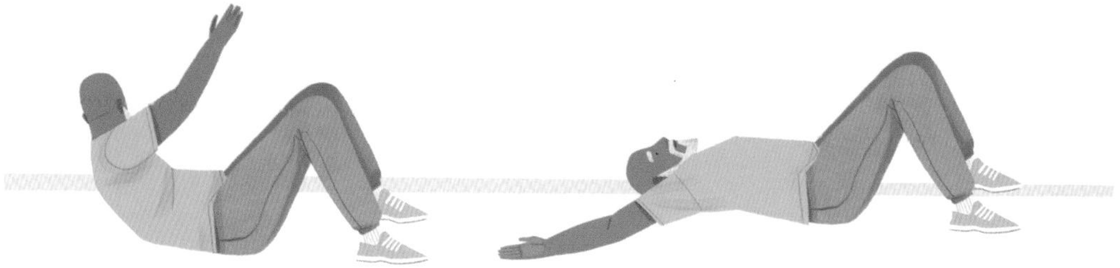

3

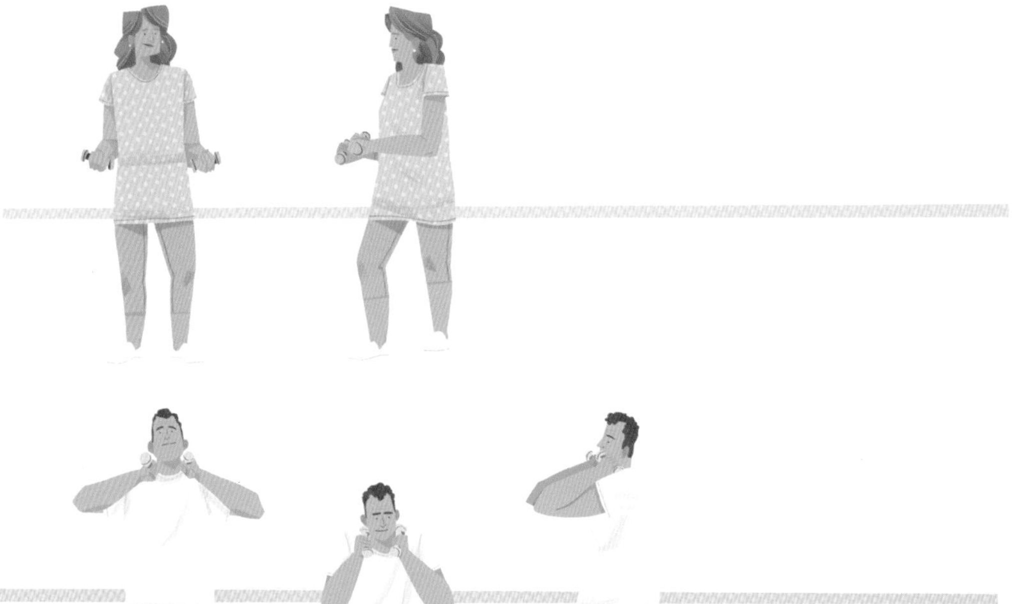

4

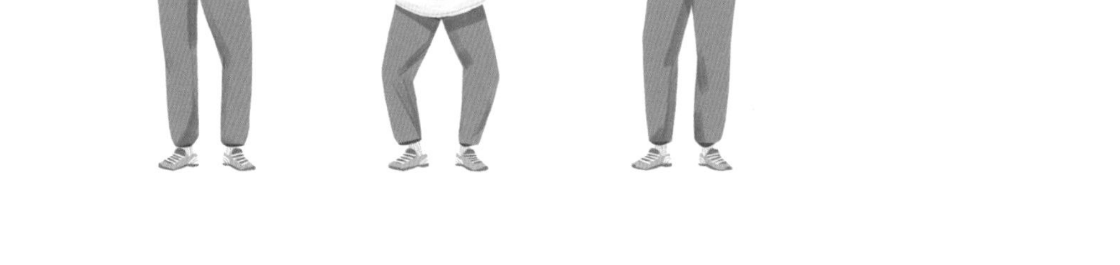

자리에서 일어나기

집 안 활동을 위한 프로그램

좋아하는 의자에서 앉아 있다가 한 번에 일어나지 못하나요? 이 프로그램은 우리가 소파나 리클라이너에 파묻혀버리지 않도록 도와줍니다.

프로그램

1 천천히 뒤로 기울이기(30쪽): 10회

2 지렛대 크런치(78쪽): 오른쪽 왼쪽 각 8회

3 몸 돌려 런지(84쪽): 오른쪽 왼쪽 각 8회

4 몸 돌려 스쿼트 1(86쪽): 20회

주의!

몸 돌려 런지와 **몸 돌려 스쿼트 1**을 할 때 무릎을 보호하려면 정확한 자세가 중요합니다. 스쿼트와 런지를 할 때 발뒤꿈치를 바닥에서 떼지 말고 몸무게의 대부분을 발뒤꿈치에 실으면, 더 낮고 깊은 자세가 될 수 있습니다.

1

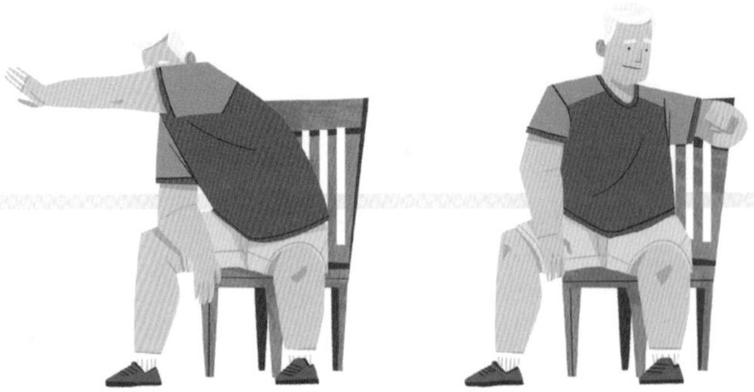

2

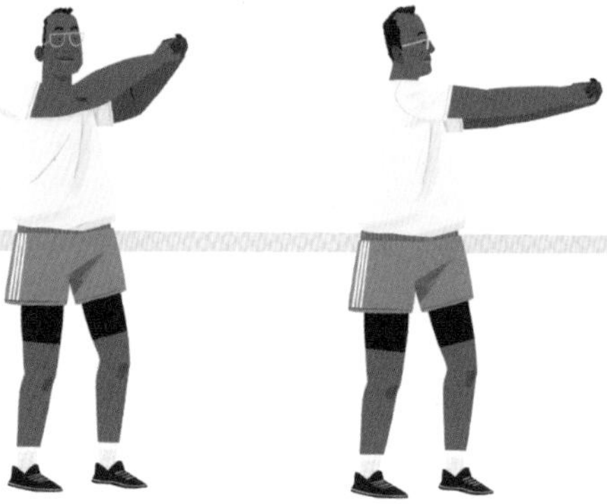

3

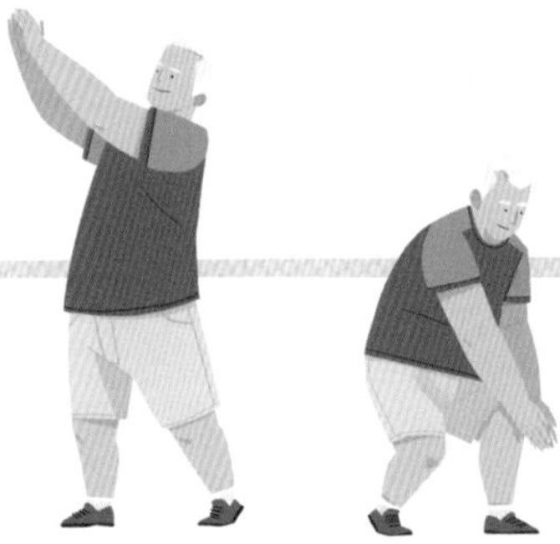

4

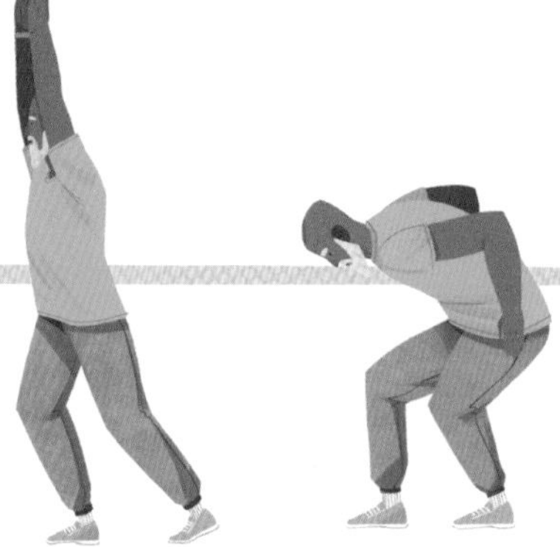

부엌일하기

집 안 활동을 위한 프로그램

이 프로그램은 부엌일을 할 때 필요한 넓은 가동범위를 유지하게 해줍니다. 이를테면, 선반이나 하부장에서 재료들을 꺼내고, 조리기구를 잡느라 몸을 돌리고, 식기세척기에 식기를 넣는 일 등입니다.

프로그램

1 밧줄 잡아당기기(32쪽): 오른쪽 왼쪽 각 8회

2 몸통 돌리기(50쪽): 8회

3 나무 베기(52쪽): 오른쪽 왼쪽 각 8회

4 대각선 뒤로 빼기(56쪽): 오른쪽 왼쪽 각 8회

주의!

팔의 반동을 이용해 동작을 하지 말고 코어를 활용해서 하세요. 팔 동작을 하지 않고 1~2회 해보면서 자세를 확인합니다.

1

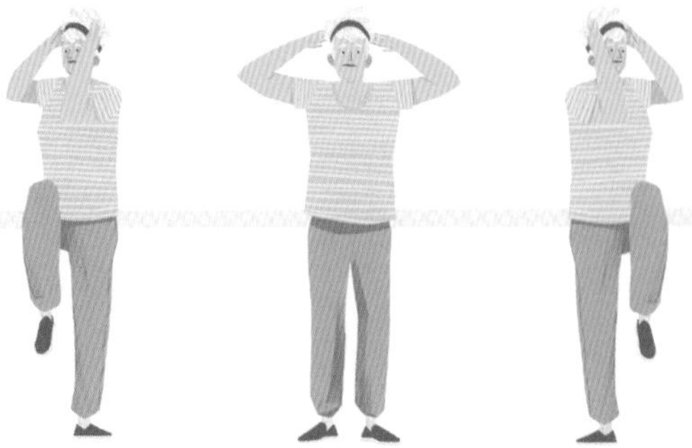

2

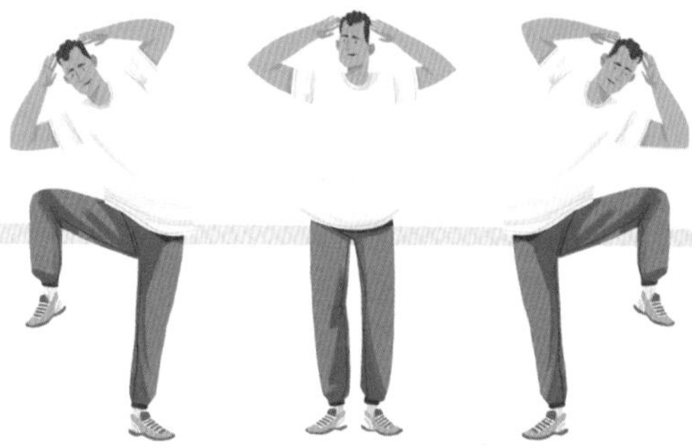

3

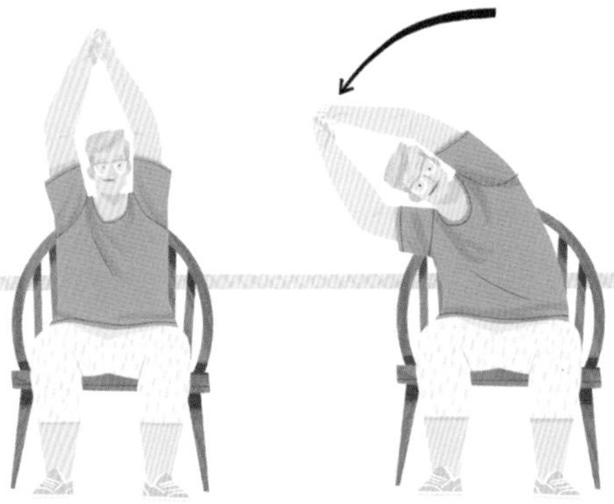

4

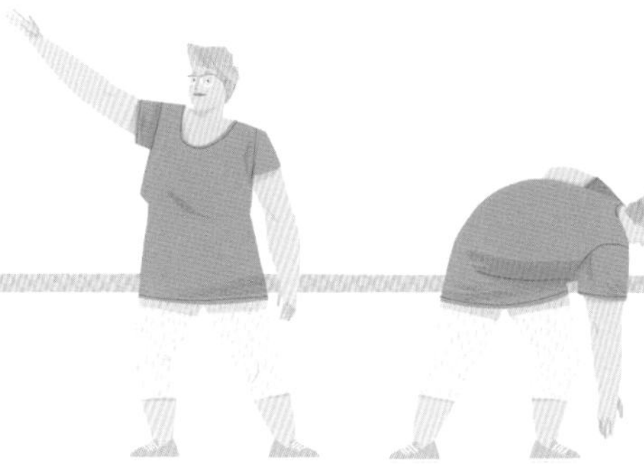

잘 넘어지지 않는 몸 만들기

집 안 활동을 위한 프로그램

65세 이상 인구의 4분의 1이 매년 낙상을 겪고, 그중 대부분은 집 안에서 일어난다고 합니다. 이 프로그램은 '안전하게' 낙상하기 위한 안정성을 만들어줄 뿐 아니라, 애초에 낙상이 일어나지 않게 해줍니다.

프로그램

1 서서 하는 크런치(42쪽): 20회
2 다리 들어 옆으로 크런치(46쪽): 오른쪽 왼쪽 각 8회
3 메트로놈(38쪽): 30초씩 2회, 그사이에 짧은 휴식
4 가로질러 끌어내리기(60쪽): 오른쪽 왼쪽 각 8회

주의!

균형감각을 기르는 운동을 할 때는 시선을 어디에 두는지가 중요합니다. 바닥을 내려다보지 마세요. 턱을 들고 정면을 바라보세요.

1

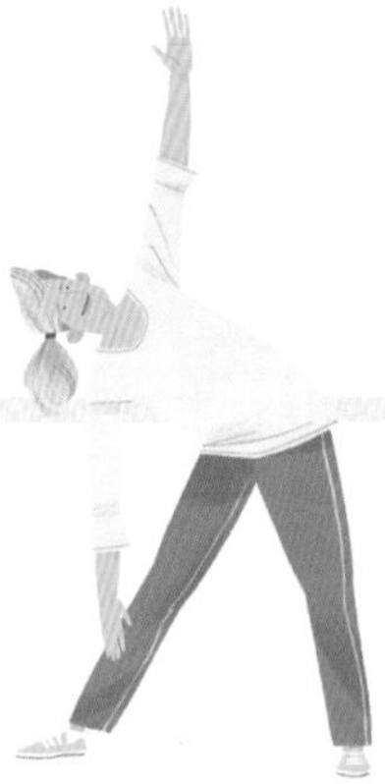

2

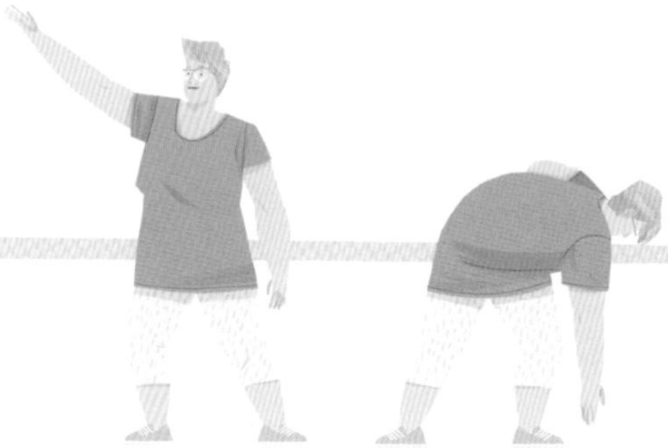

3

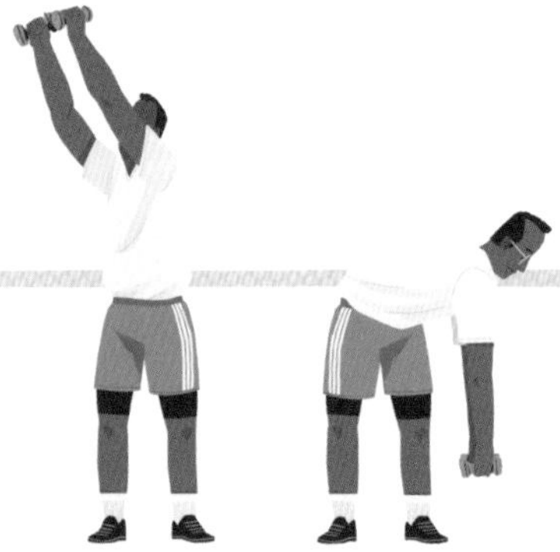

4

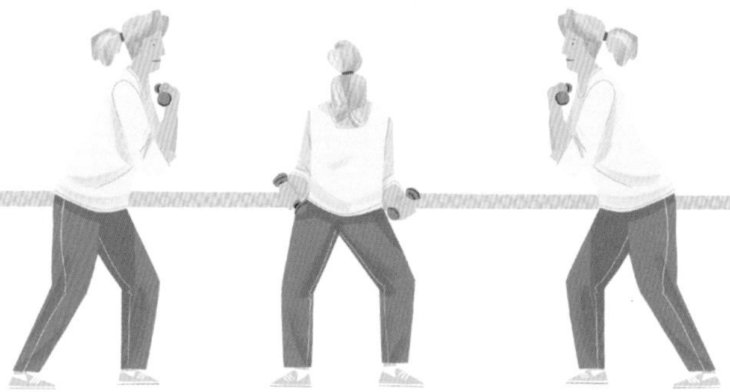

정원일하기

집 안 활동을 위한 프로그램

집을 관리하다보면 식물을 잘 키우지 못하더라도 집 밖도 어느 정도는 가꾸게 됩니다. 이 프로그램은 마당에서 일할 때 사용되는 근육에 초점을 맞춥니다.

프로그램

1 삼각형(54쪽): 오른쪽 왼쪽 각 20~30초 유지

2 가로질러 끌어내리기(60쪽): 오른쪽 왼쪽 각 8회

3 덤벨 들고 끌어내리기(90쪽): 오른쪽 왼쪽 각 8회

4 몸 돌려 스쿼트 2(94쪽): 12회

주의!

이 프로그램은 몸을 폈다 굽혔다 하는 동작이 많습니다. 천천히 차분하게 균형을 잡아보세요. 어지러우면 멈추고 휴식을 취하세요.

1

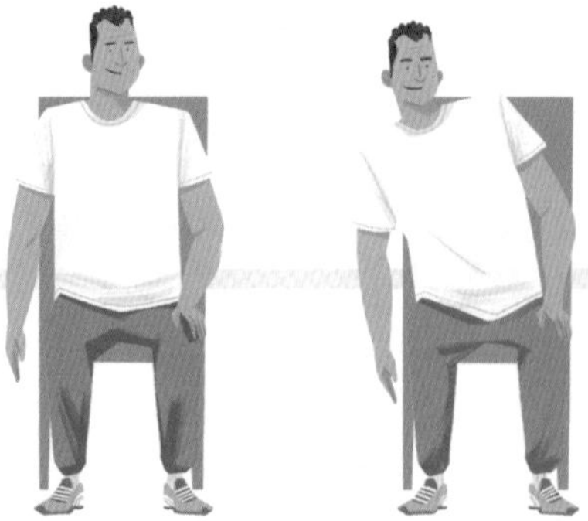

2

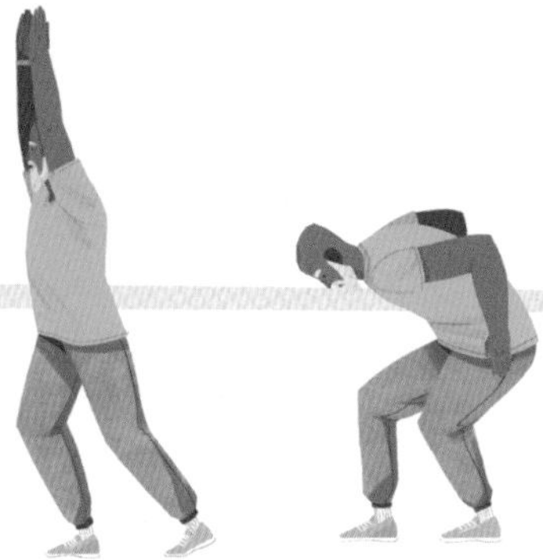

3

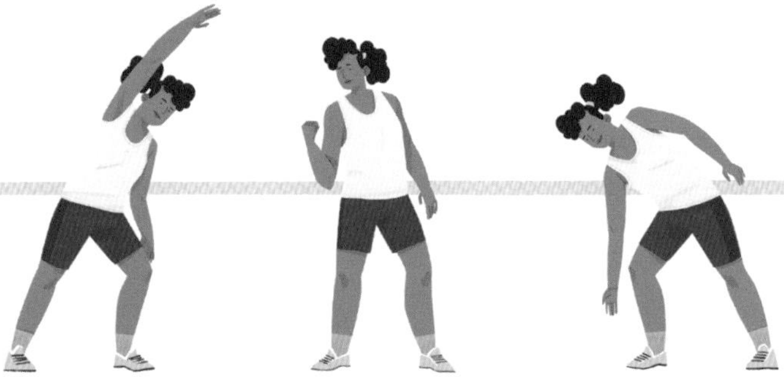

4

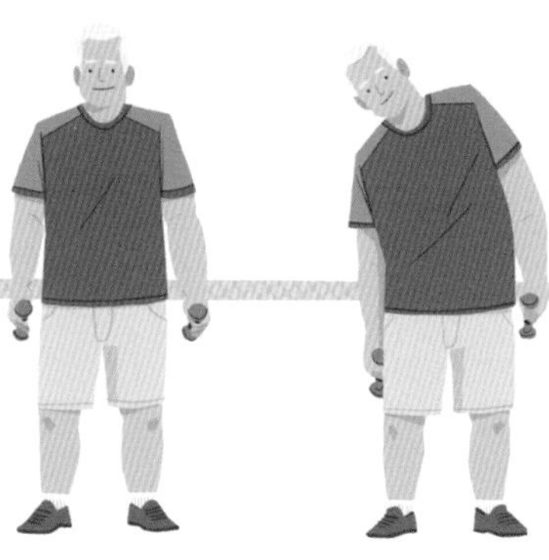

단장하기

집 안 활동을 위한 프로그램

몸을 움직이는 데 문제가 있다면, 아침에 일어나 옷을 입는 것도 아주 어려울 수 있습니다. 이 프로그램은 유연성을 길러주어 옷과 신발을 고르고 착용하는 동안 통증이 없게 해줍니다.

프로그램

1 앉아서 옆으로 기울이기(26쪽): 오른쪽 왼쪽 각 8회

2 대각선 뒤로 빼기(56쪽): 오른쪽 왼쪽 각 8회

3 무릎 굽혀 끌어내리기(58쪽): 오른쪽 왼쪽 각 8회

4 뒤로 기울이기(88쪽): 20회

주의!

더 조심해서 움직여야 부상을 막을 수 있습니다. 그러니 이 동작들을 외워둔 다음 실제로 옷을 입을 때 차근차근 신경 써서 활용해보세요. 근육 기억이 잘 만들어져 있을수록 동작이 더 자연스러워질 겁니다.

1

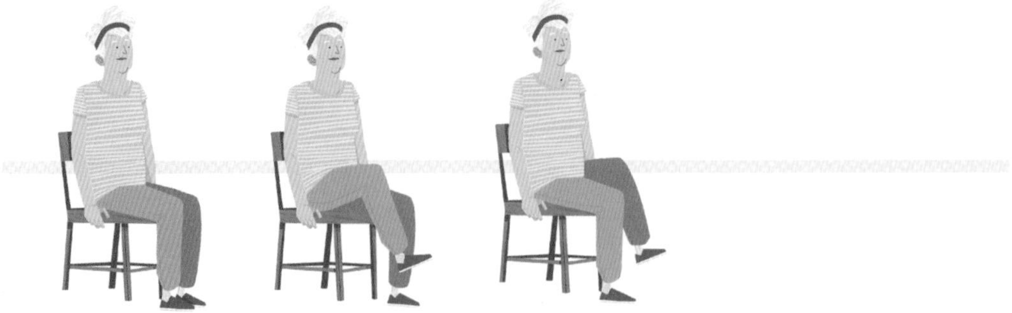

2

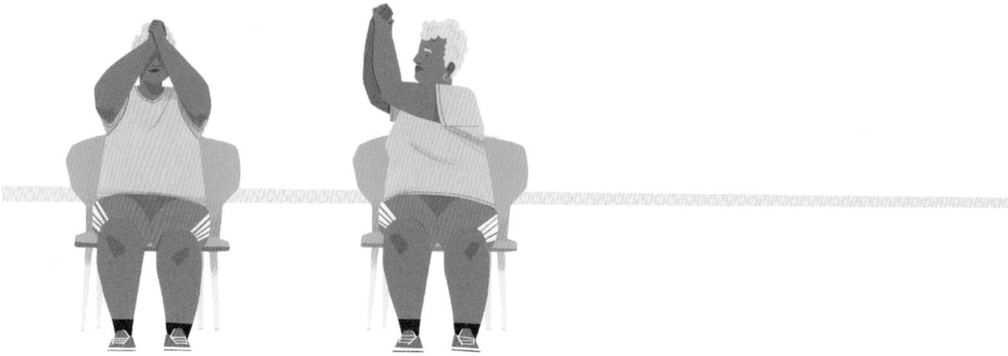

3

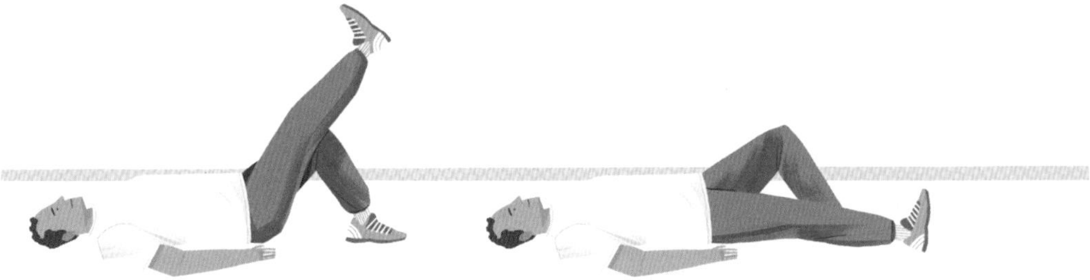

4

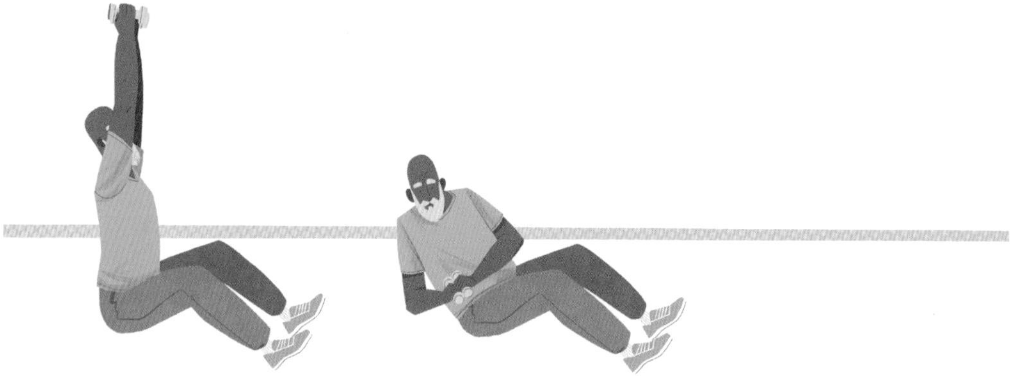

자유롭게 움직이기

적극적인 활동을 위한 프로그램

노년에 성취감을 느끼는 삶을 이야기하다보면 결국 독립적인 생활을 유지하는 것으로 주제가 모입니다. 이 운동들은 자유롭게 움직일 수 있게 해주기 때문에, 동네에서 일을 보고, 손주들과 놀아주고, 사회 활동을 하고, 취미 생활을 즐길 수 있습니다.

프로그램

1 무릎 들어올리기(22쪽): 20회

2 앉아서 몸 돌리기(28쪽): 10회

3 한 다리 올리기(66쪽): 오른쪽 왼쪽 각 8회

4 다리 굽혀 크런치(96쪽): 20회

주의!

운동을 하는 동안 어깨가 앞으로 굽지 않도록 해야 합니다. 척추를 길게 늘이고 턱을 들어서, 턱과 가슴 사이에 충분한 간격(대략 사과 하나 크기)을 유지합니다.

1

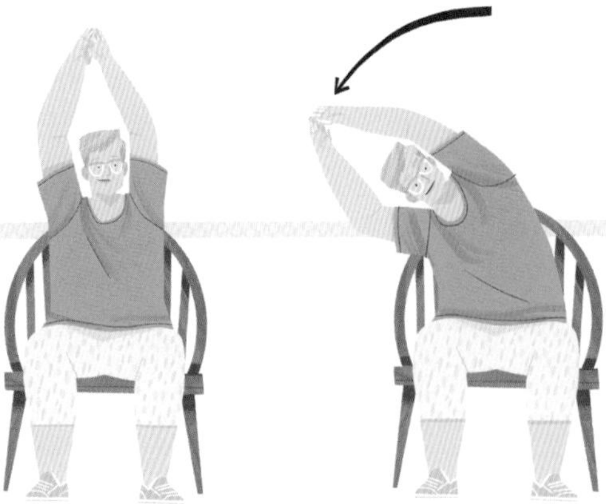

2

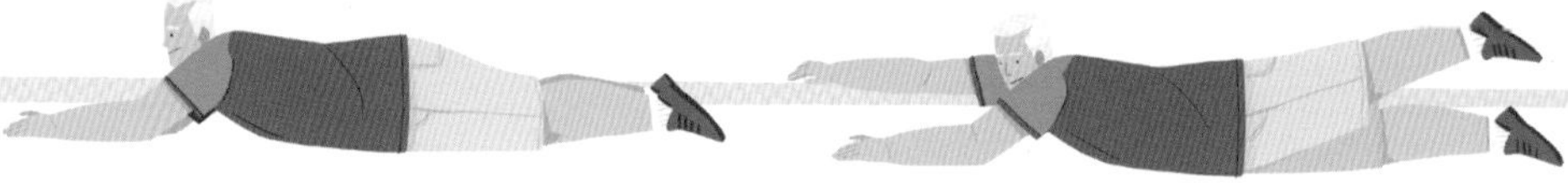

3

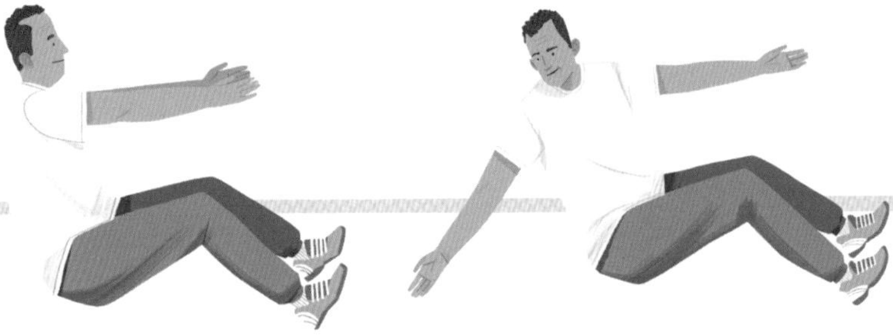

4

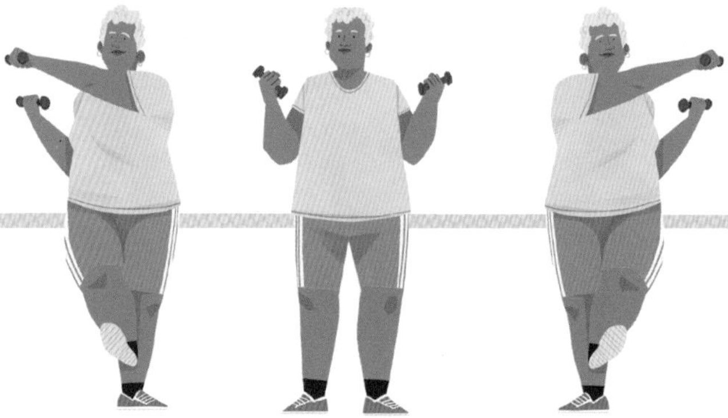

곧게 서기

적극적인 활동을 위한 프로그램

통증을 예방하고 균형을 유지하는 데 바른 자세의 중요성은 아무리 말해도 지나치지 않지요. 바른 자세를 만들어주는 이 운동들은 곧게 서는 데 도움이 되고, 나이가 들면서 척추가 굽는 것을 방지해줍니다.

프로그램

1 메트로놈(38쪽): 30초씩 2회, 그사이에 짧은 휴식

2 번갈아 슈퍼맨(72쪽): 20회

3 옆으로 쓸어내기(76쪽): 20회

4 펀치 킥(92쪽): 20회

주의!

코어는 몸의 앞면만 늘어나는 것이 아닙니다. 옆구리와 등을 포함해서 몸의 바깥쪽에서 안쪽으로, 그리고 위로 몸통을 잡아올린다고 상상해보세요.

1

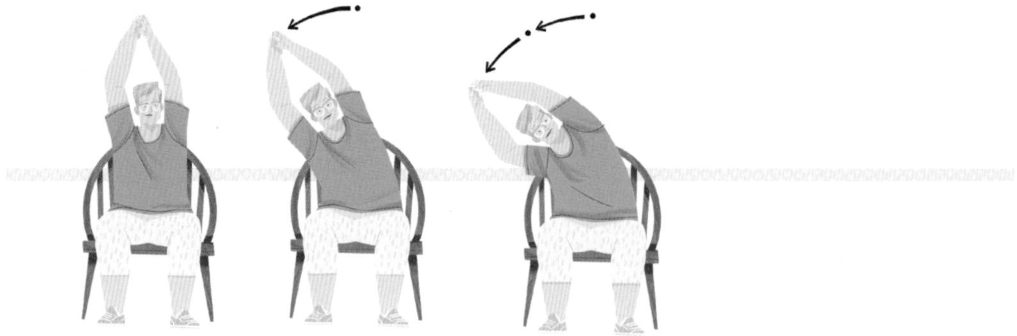

2

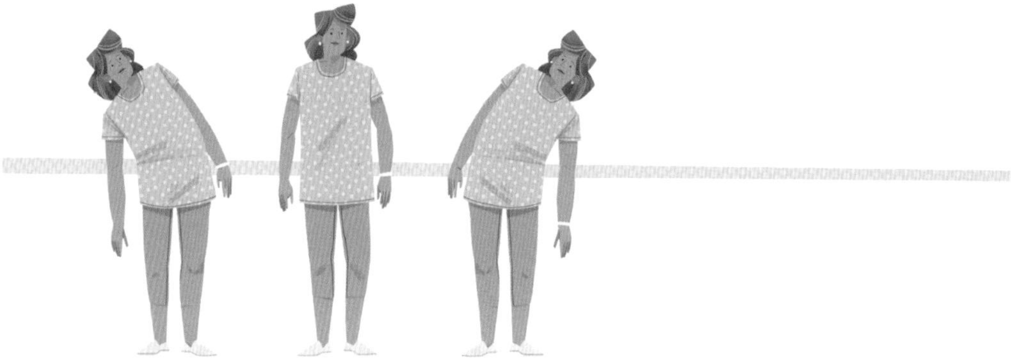

3

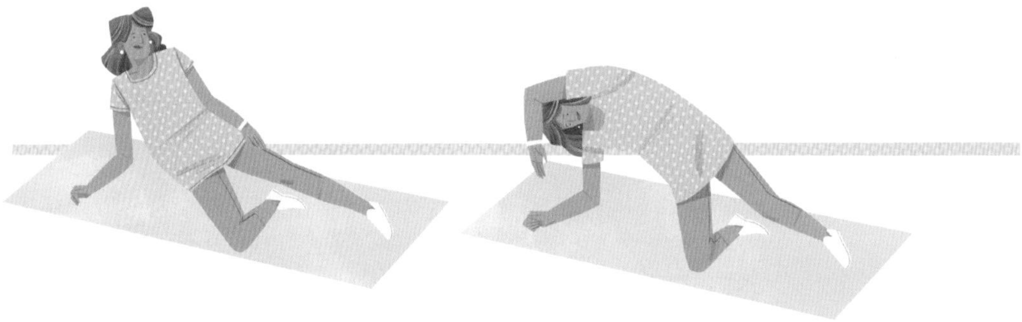

4

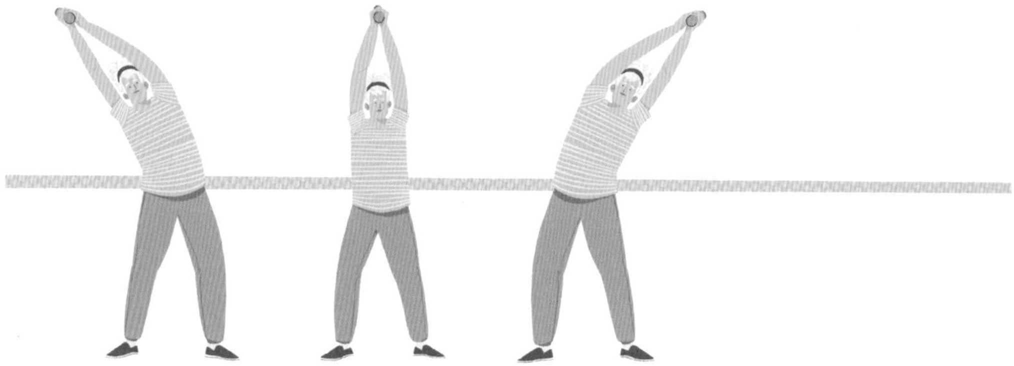

날씬하고 늘씬한 몸 만들기

적극적인 활동을 위한 프로그램

코어가 튼튼해져서 얻는 두 가지 큰 효과는 통증이 줄고 균형감각이 좋아진다는 것이지만, 외출했을 때 내 몸이 보기도 좋고 기분도 좋은 것 역시 못지않게 중요합니다. 이 운동들은 몸통에 초점을 맞추는데, 허릿살을 줄여주고 옷을 입을 때 자신감이 생기게 해줍니다.

프로그램

1 똑딱이는 시계(40쪽): 10회

2 옆으로 기울이기(44쪽): 20회

3 옆으로 플랭크 변형(64쪽): 20초간 유지

4 덤벨 들고 옆으로 기울이기(82쪽): 20회

주의!

부엌에서 현명한 선택을 한다면 효과를 몇 배로 늘릴 수 있습니다. 정제된 곡물보다는 통곡물을, 탄산음료나 주스보다 물이나 차를, 그리고 더 많은 과일과 채소를 선택한다면 허리선을 잡아주는 데 더욱 도움이 될 것입니다.

1

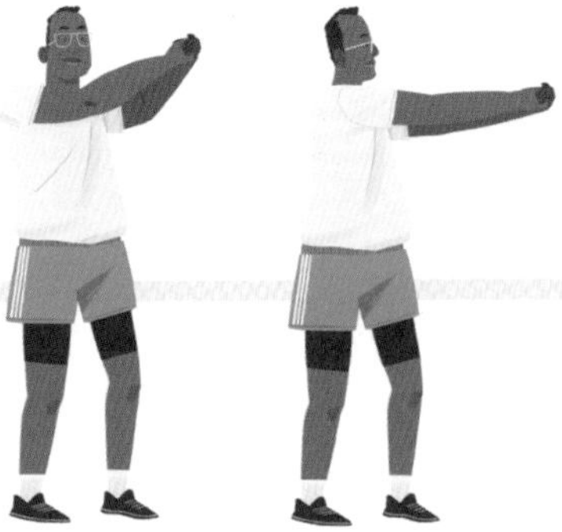

2

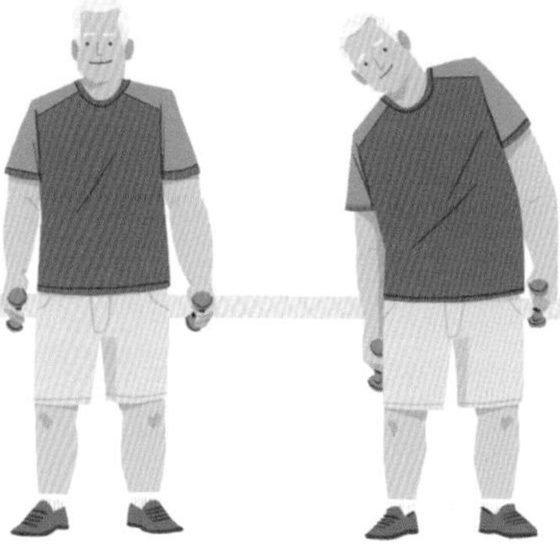

3

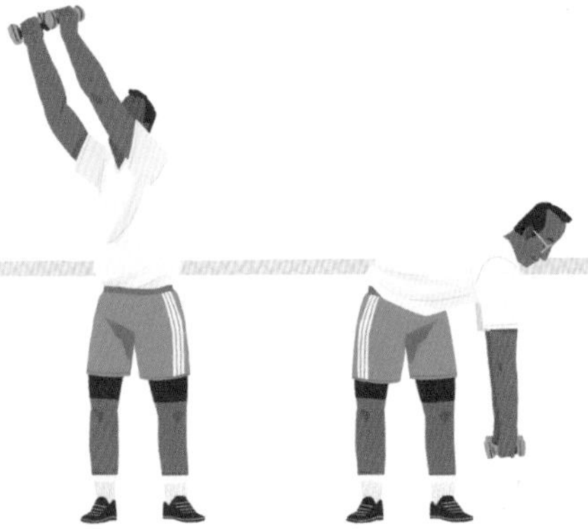

4

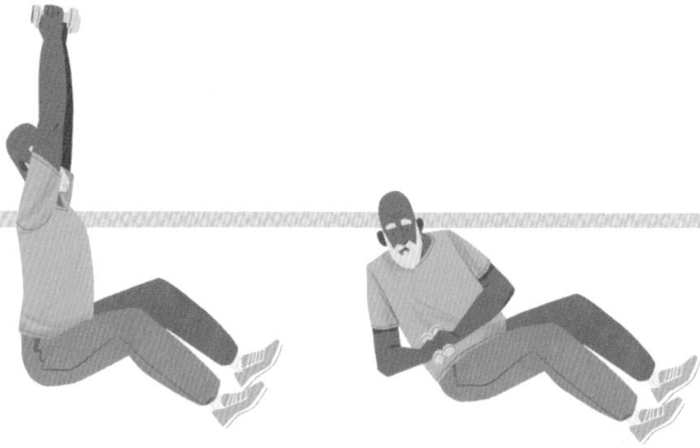

쇼핑하기

적극적인 활동을 위한 프로그램

이 프로그램은 마트에 가서 장을 보는 일과 관련된 동작들입니다. 이를테면, 물건들을 선반에서 집어올리고, 차에 싣고 내리고, 집에 돌아와 정리하는 일이지요.

프로그램

1 몸통 돌리기(50쪽): 20회

2 뒤로 기울이기(88쪽): 20회

3 덤벨 들고 끌어내리기(90쪽): 10회

4 다리 굽혀 크런치(96쪽): 10회

주의!

덤벨을 들고 하는 동작이 있지만 메디신볼, 케틀벨 또는 물병으로 대체할 수 있습니다. 처음에는 가벼운 무게(1~1.5킬로그램)로 시작하고, 편안해졌을 때만 무게를 늘리도록 합니다.

1

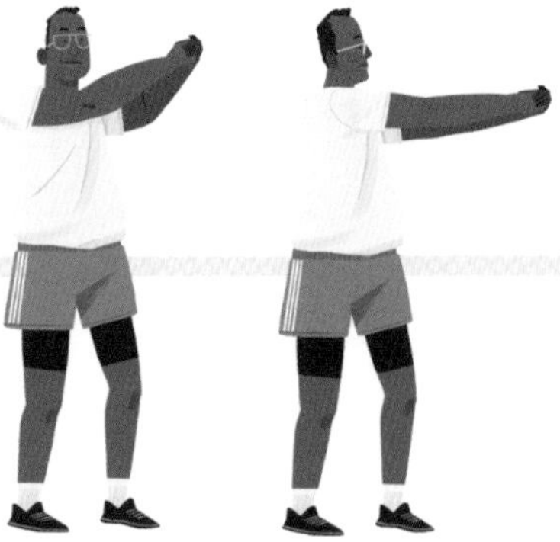

2

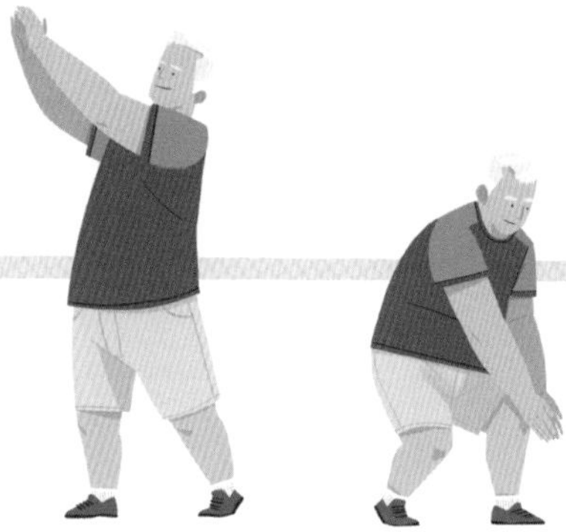

3

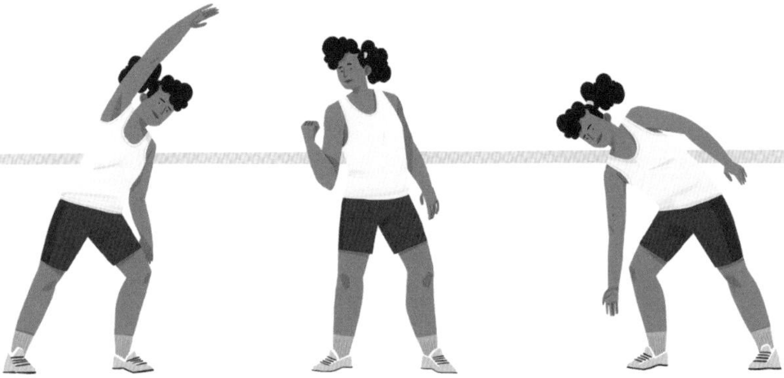

4

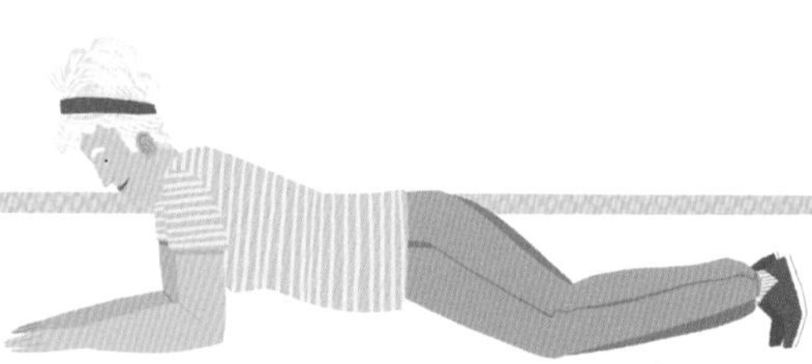

스포츠하기

적극적인 활동을 위한 프로그램

테니스, 골프, 라켓볼, 자전거 타기, 수영은 모두 훌륭한 운동입니다. 이 프로그램은 이런 스포츠들에서 사용되는 근육들을 강화하여, 실력도 향상시켜줄 수 있습니다.

프로그램

1 몸통 돌리기(50쪽): 20회

2 나무 베기(52쪽): 오른쪽 왼쪽 각 10회

3 무릎 굽혀 끌어내리기(58쪽): 오른쪽 왼쪽 각 10회

4 무릎 대고 플랭크(62쪽): 20초간 유지

주의!

운동을 하는 동안 반드시 숨을 쉬세요. 테니스나 수영을 할 때처럼 깊고 일정하게 숨 쉬는 것을 인지하는 것이 중요합니다. 숨쉬기에 신경을 쓰면 지구력 향상에도 도움이 됩니다.

1

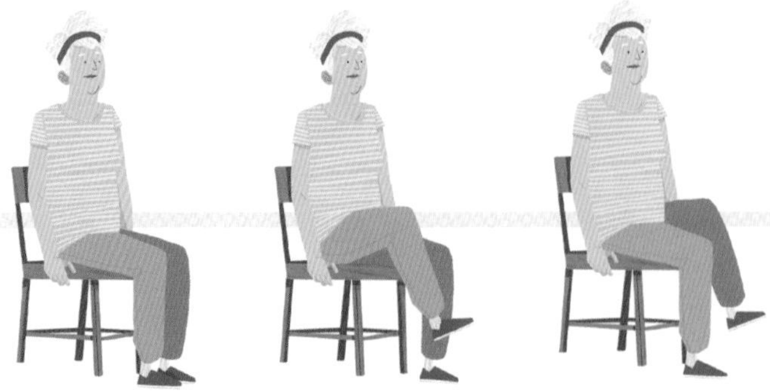

2

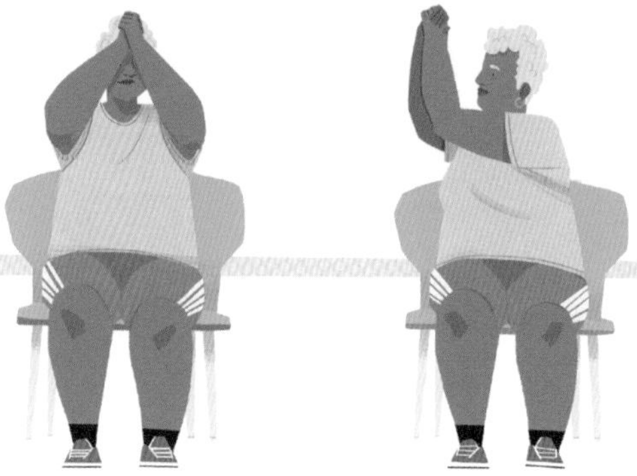

3

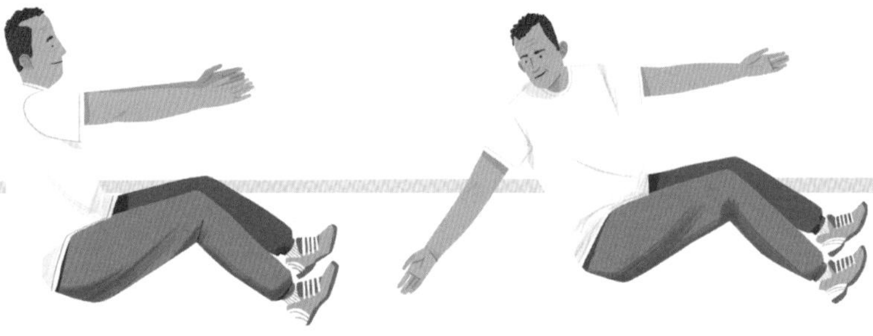

4

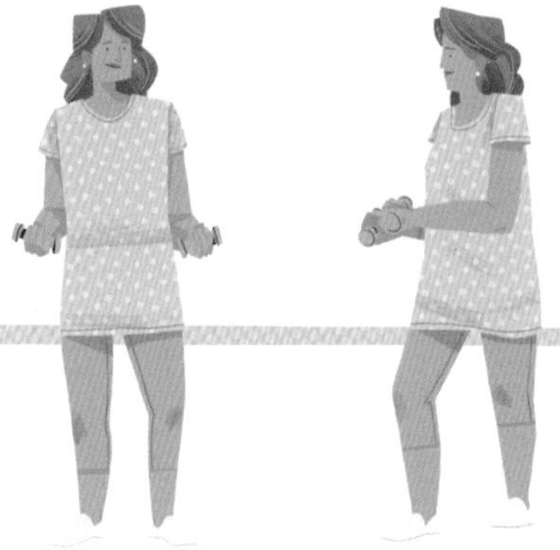

운전하기

적극적인 활동을 위한 프로그램

운전할 때는 우리가 생각하는 것보다 더 많이 코어 근육을 사용합니다. 전방의 도로를 또렷하게 주시하고, 몸을 돌려 사각지대를 확인하고, 차에서 안전하게 내리려면 튼튼한 코어가 필요합니다.

프로그램

1 무릎 들어올리기(22쪽): 20회

2 앉아서 몸 돌리기(28쪽): 10회

3 옆으로 쓸어내기(76쪽): 20회

4 몸 돌려 런지(84쪽): 오른쪽 왼쪽 각 8회

주의!

낙상 사고는 차에서 내릴 때 자주 발생합니다. 이 프로그램과 **자리에서 일어나기**(106쪽)를 함께 하면 차에서 편안하게 내릴 수 있게 됩니다.

1

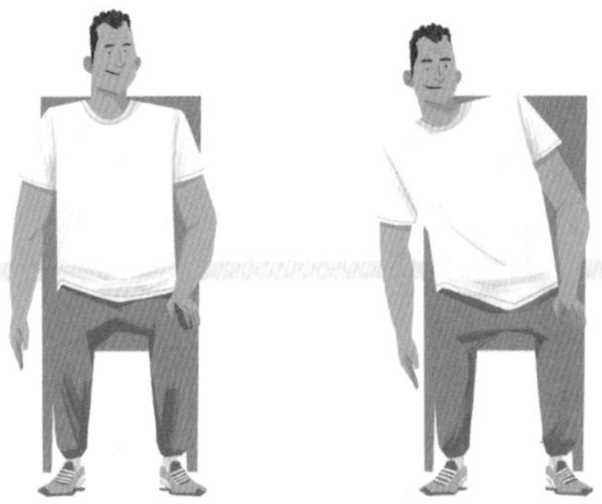

2

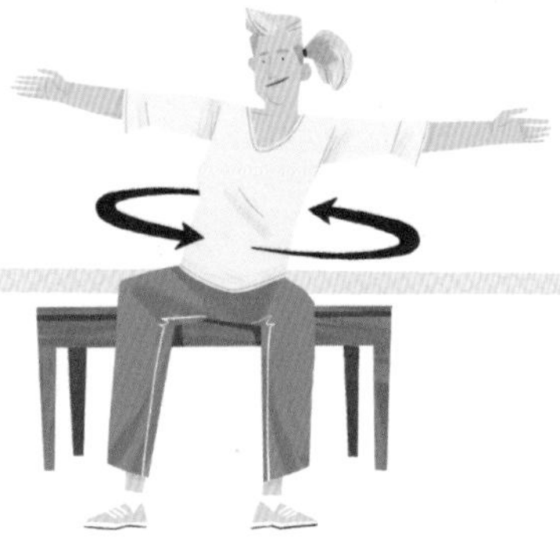

3

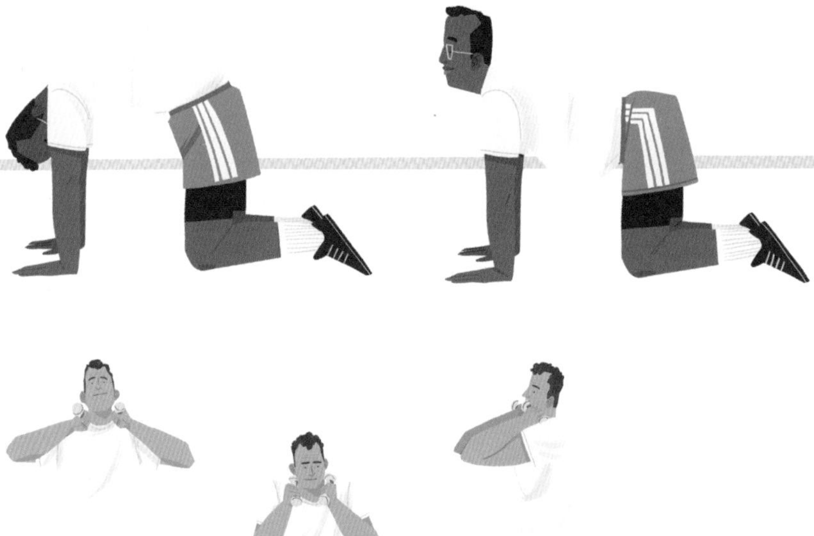

4

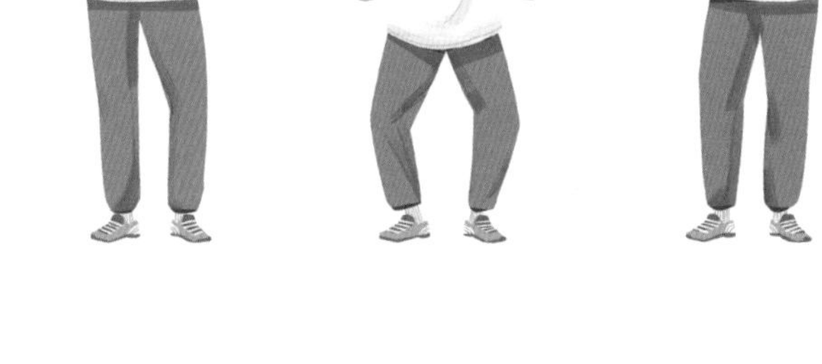

허리 통증 줄이기 1

통증 완화를 위한 프로그램

이 책 전체에서 다루고 있는 것처럼, 허리 통증은 코어가 약해서 척추가 제대로 서 있지 못하기 때문에 발생합니다. 이 프로그램은 코어 근력을 기르고 바른 자세를 만들어 척추를 감싸고 있는 근육의 긴장을 완화합니다.

프로그램

1 앉아서 옆으로 기울이기(26쪽): 오른쪽 왼쪽 각 8회

2 배로 원 그리기(34쪽): 오른쪽 왼쪽 각 10회

3 고양이와 소(70쪽): 10회

4 몸 돌려 스쿼트 1(86쪽): 20회

주의!

배로 원 그리기와 **고양이와 소**는 근력 운동이 될 뿐 아니라 할 때마다 시원함을 느낄 수 있습니다. 이 동작들은 깊은 숨을 쉬면서 천천히 하세요. 앞에서 제시한 횟수보다 더 많이 해도 불편하지 않다면, 더 해보세요!

1

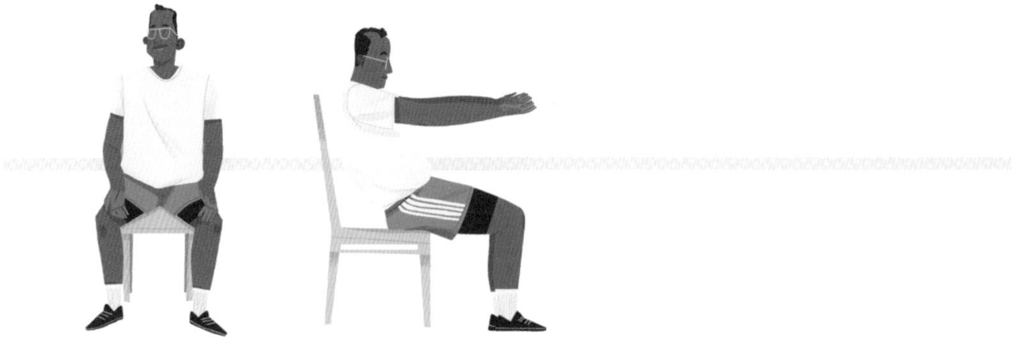

2

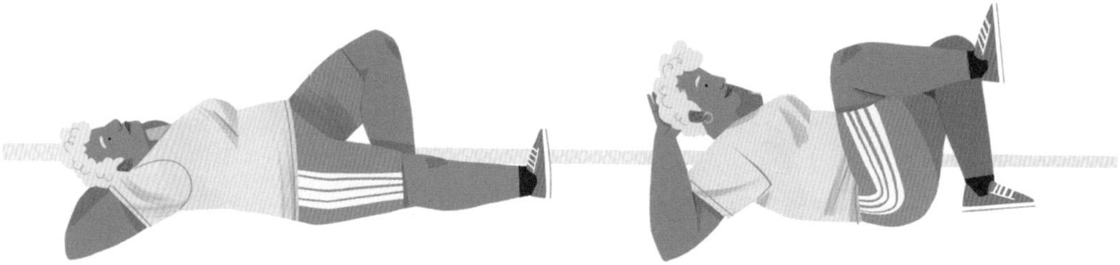

3

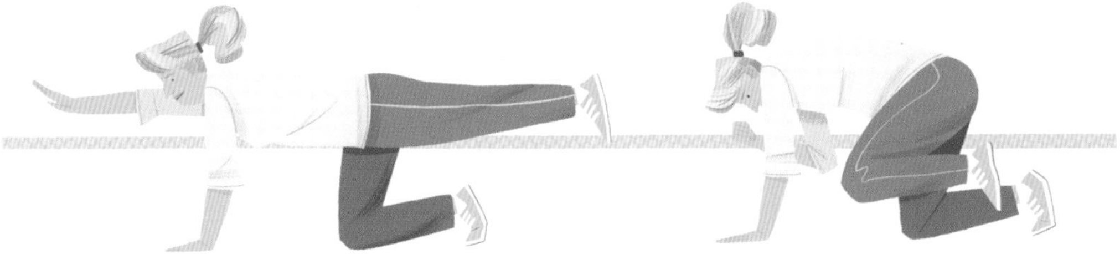

4

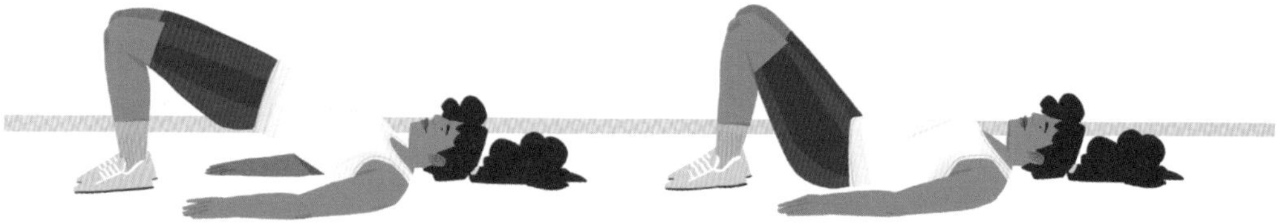

허리 통증 줄이기 2

통증 완화를 위한 프로그램

이 프로그램은 복벽을 강화할 뿐 아니라 엉덩이 근육도 운동을 시킵니다. 모두 연결되어 있습니다. 튼튼하고 이완된 엉덩이는 허리의 긴장을 완화할 수 있습니다.

프로그램

1 천천히 뒤로 기울이기(30쪽): 10회

2 한 다리 크런치(68쪽): 오른쪽 왼쪽 각 8회

3 새와 개(74쪽): 오른쪽 왼쪽 각 8회

4 브릿지(80쪽): 10회

주의!

그래야 할 것 같겠지만, **브릿지**를 할 때 둔근을 쥐어짜듯 엉덩이를 들어올리지 마세요. 몸통을 들어올리는 것은 코어와 엉덩이가 같이 하는 것입니다. 발바닥으로 바닥을 잘 누르면 이 동작을 하는 데 도움이 됩니다.

1

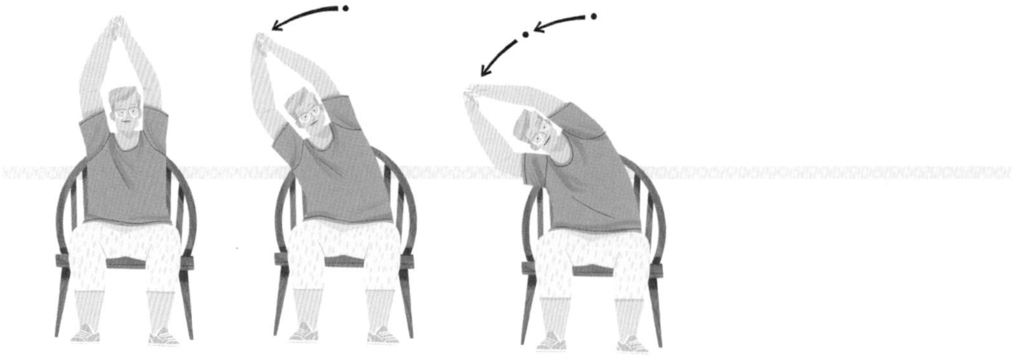

2

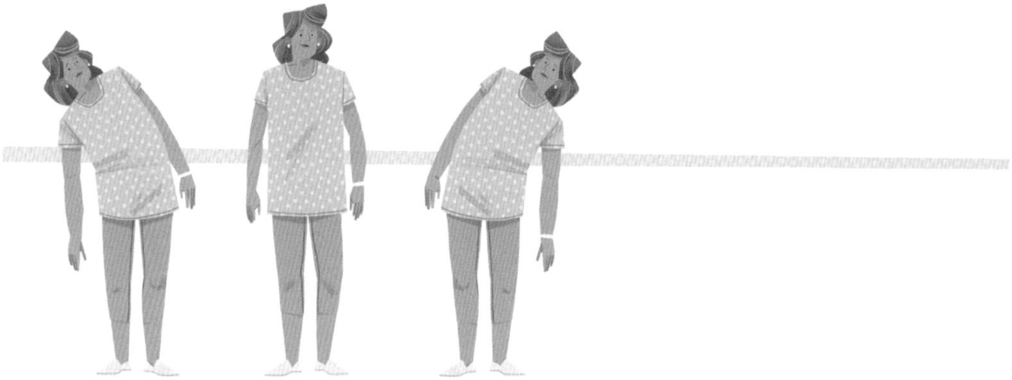

3

4

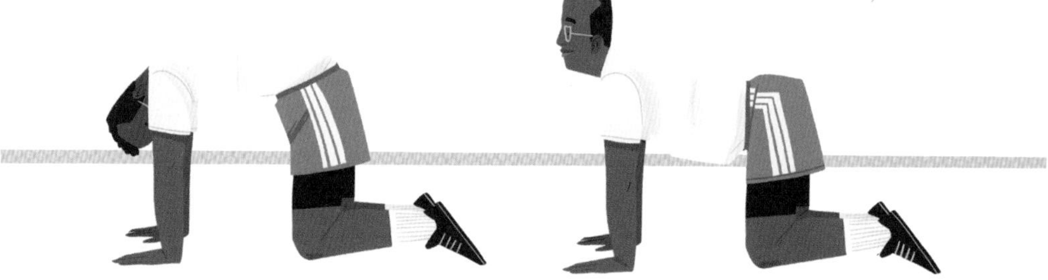

척추 통증 줄이기

통증 완화를 위한 프로그램

척추를 따라 붙어 있는 근육들은 몸의 정렬을 맞추기 때문에 통증을 없애는 데 아주 중요합니다. 이 프로그램은 이 근육들을 튼튼하게 하면서 늘여주어 척추 통증을 줄이고 구부정한 자세를 방지합니다.

프로그램

1 똑딱이는 시계(40쪽): 10회

2 옆으로 기울이기(44쪽): 20회

3 번갈아 슈퍼맨(72쪽): 20회

4 고양이와 소(70쪽): 10회

주의!

번갈아 슈퍼맨을 하는 동안 목의 부담을 줄이려면 정면을 보려고 너무 애쓰지 말아야 합니다. 대신 시선을 앞쪽 바닥에 두어 척추가 너무 굽지 않게 합니다.

1

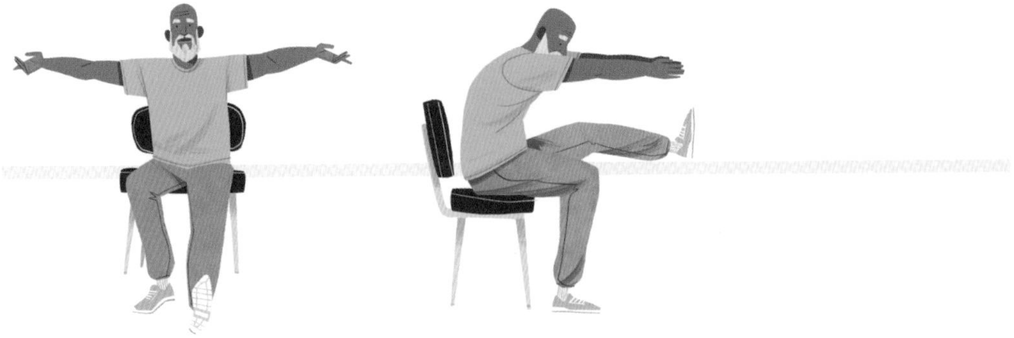

2

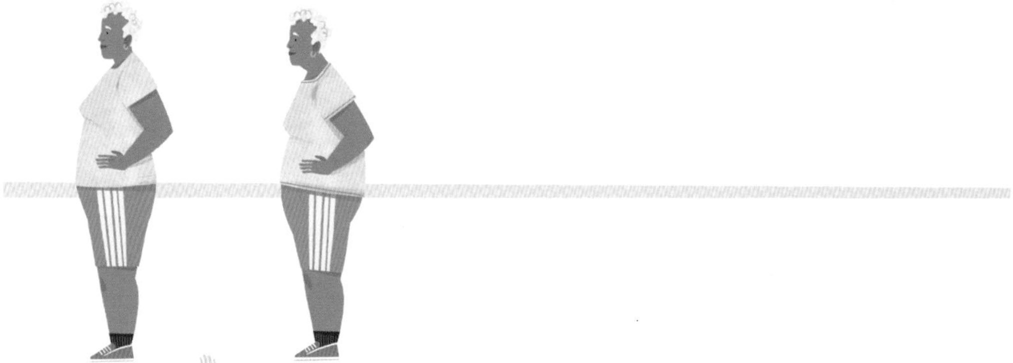

3

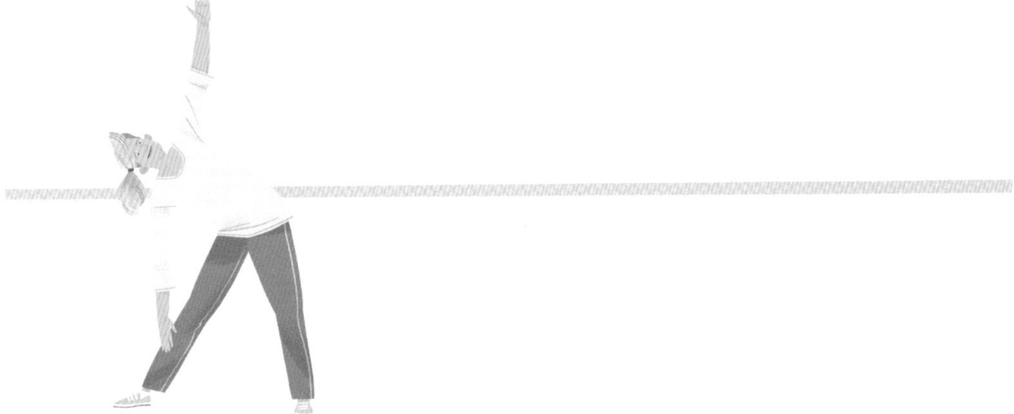

4

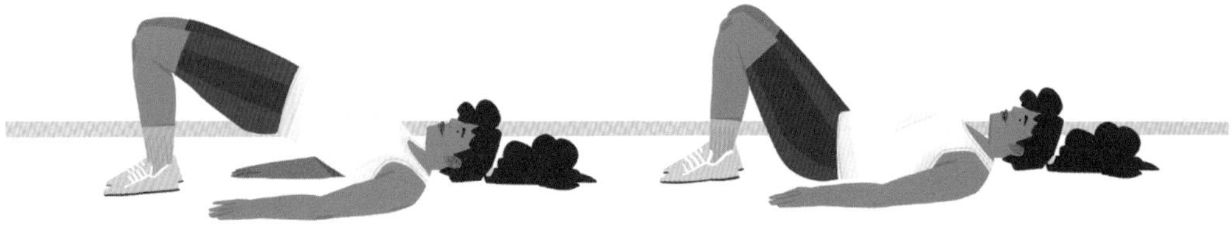

엉덩이 통증 줄이기

통증 완화를 위한 프로그램

하루에 8시간 넘게 앉아 있는 사람이 많은데, 이것은 엉덩이에 정말로 나쁜 영향을 주는 일입니다. 이 프로그램은 엉덩이 부위에 움직임을 일으키고 혈액순환이 잘되도록 해서 고관절이 유연해지고 튼튼해지게 합니다.

프로그램

1 다리 쭉 뻗어 크런치(36쪽): 오른쪽 왼쪽 각 8회

2 골반 기울이기(48쪽): 15회

3 삼각형(54쪽): 오른쪽 왼쪽 각 20~30초 유지

4 브릿지(80쪽): 10회

주의!

책상에 앉아 일을 한다면 이 프로그램은 일과 중간에 엉덩이에 휴식을 주기에 아주 좋습니다. 한낮에 이 프로그램과 함께 짧은 산책을 해보세요. 통증을 줄여주는 소중한 시간이 될 거예요.

1

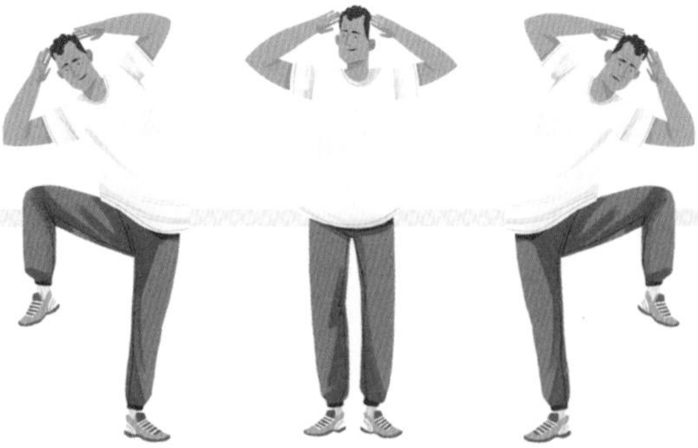

2

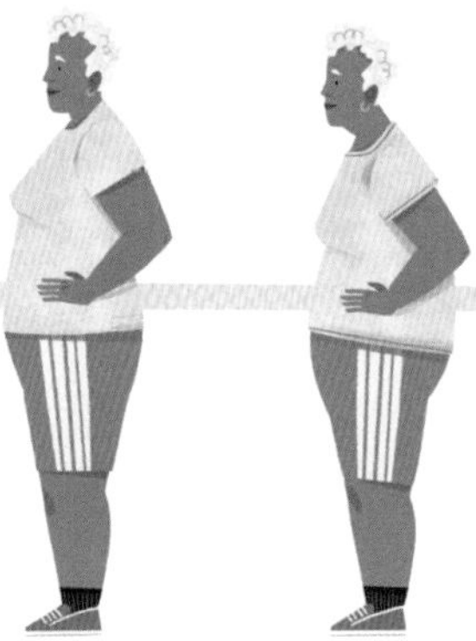

3

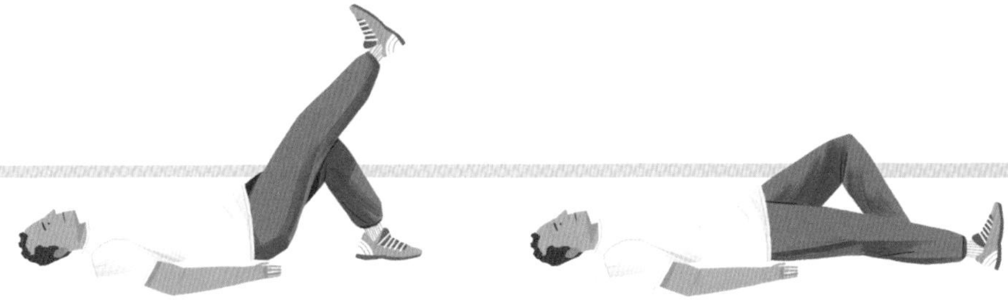

4

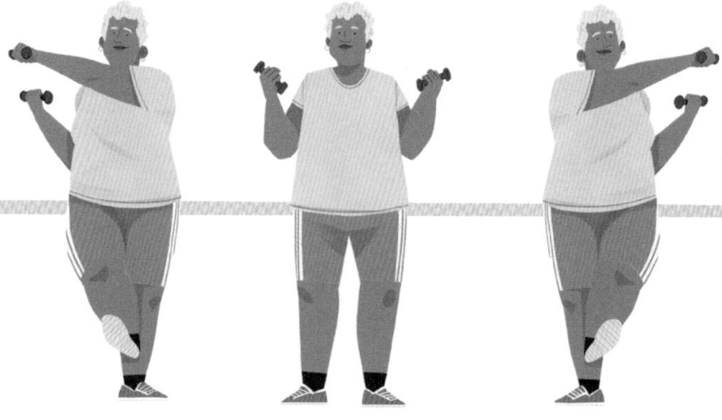

튼튼한 고관절 굴근 만들기

통증 완화를 위한 프로그램

다른 코어 근육들과 마찬가지로, 고관절 굴근은 골반과 척추를 안정시키고 움직일 때 생길 수 있는 부상 위험을 줄여줍니다. 계단을 오를 때처럼 다리를 가슴 쪽으로 들어올릴 때 통증이 있거나 심하게 땅긴다면 고관절 굴근을 강화해야 한다는 신호입니다.

프로그램

1 다리 들어 옆으로 크런치(46쪽): 오른쪽 왼쪽 각 8회

2 골반 기울이기(48쪽): 15회

3 한 다리 올리기(66쪽): 오른쪽 왼쪽 각 8회

4 펀치 킥(92쪽): 20회

주의!

고관절 굴근을 운동하는 데 익숙지 않다면, 이 운동들이 처음에는 불편할지도 모릅니다. 조금 불편한 것은 괜찮지만, 통증이 느껴지면 멈추세요.

1

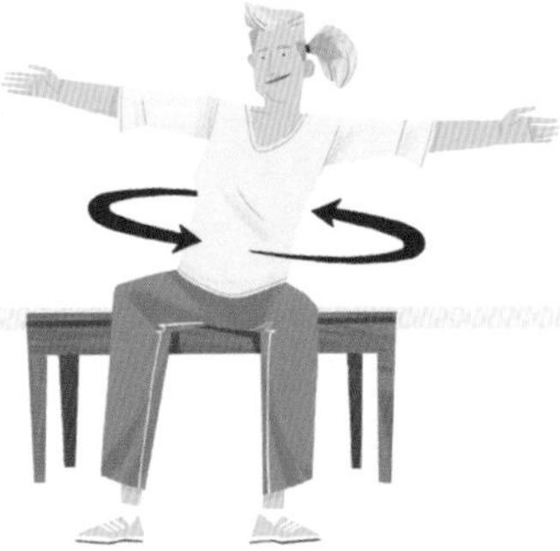

2

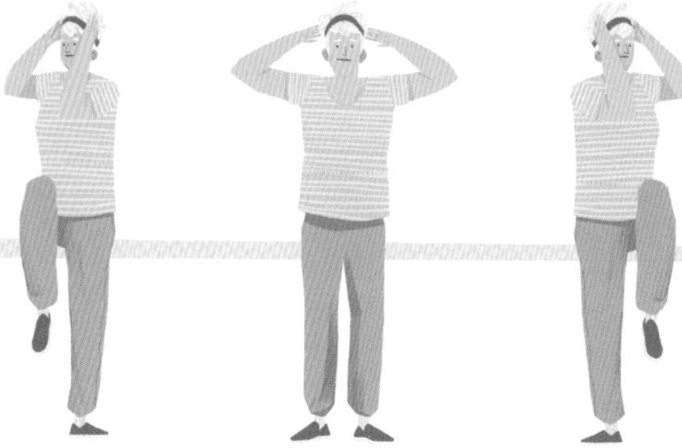

3

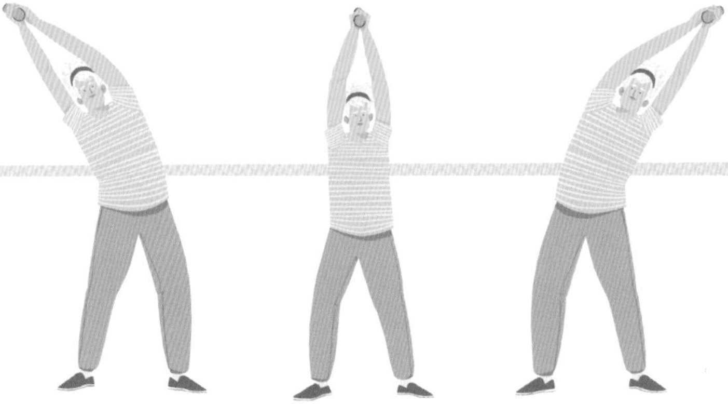

4

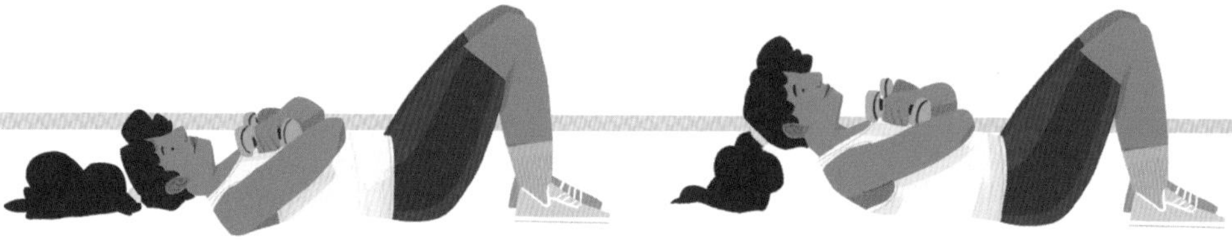

튼튼한 관절 만들기

통증 완화를 위한 프로그램

엉덩이나 무릎에 둔통을 느끼신 적이 있으신가요? 그러면 관절 통증이 무엇인지 아시는 겁니다. 무시하고 넘겨버리면 관절 통증은 신경 쓰이는 정도로 시작해서 그 부위를 제대로 못 쓰는 정도로 악화되기도 합니다. 덤벨을 이용하는 이 프로그램은 뼈를 튼튼하게 하고 관절에 통증을 예방하는 데 도움이 됩니다.

프로그램

1 배로 원 그리기(34쪽): 오른쪽 왼쪽 각 10회

2 서서 하는 크런치(42쪽): 20회

3 덤벨 들고 옆으로 기울이기(82쪽): 20회

4 덤벨 쥐고 크런치(98쪽): 20회

주의!

가벼운 무게(1~1.5킬로그램)의 덤벨로 시작하고, 편안해졌을 때만 무게를 늘리도록 합니다. 가벼운 무게로 꾸준히 운동하는 것도 아주 좋습니다!

1

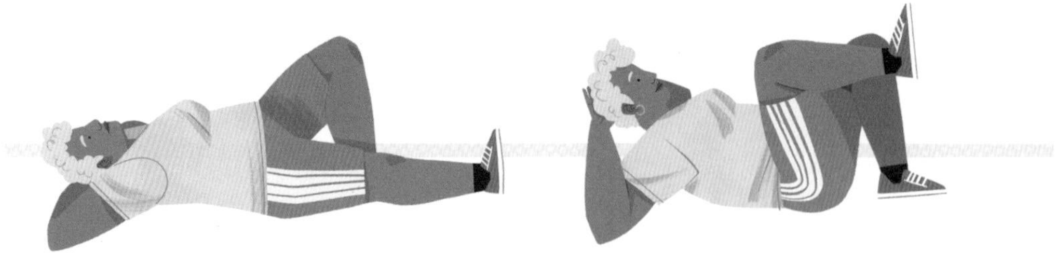

2

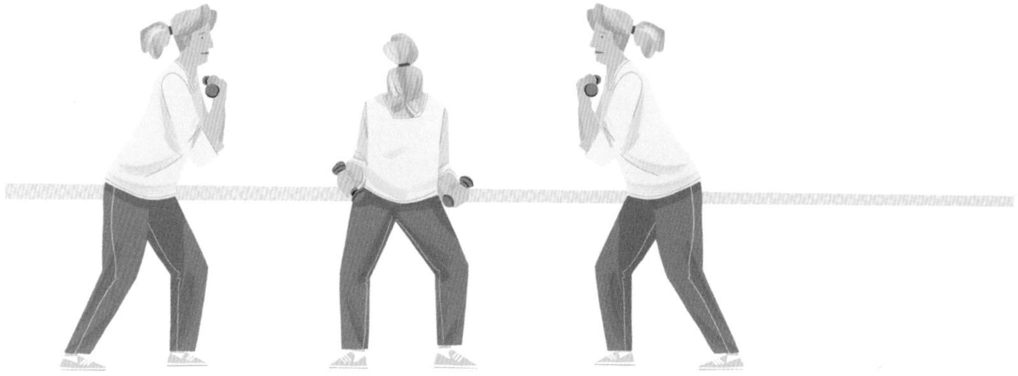

3

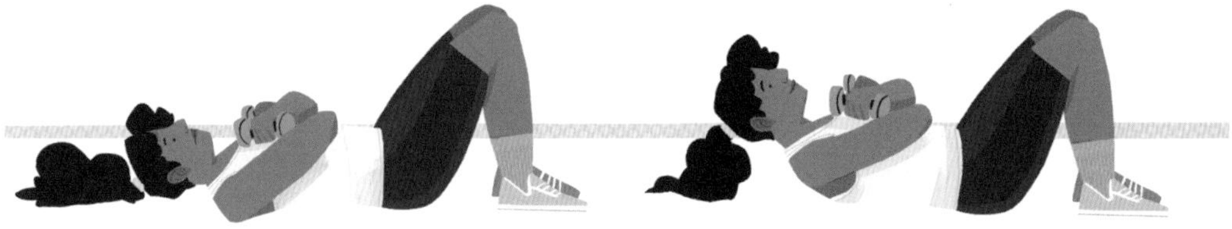

4

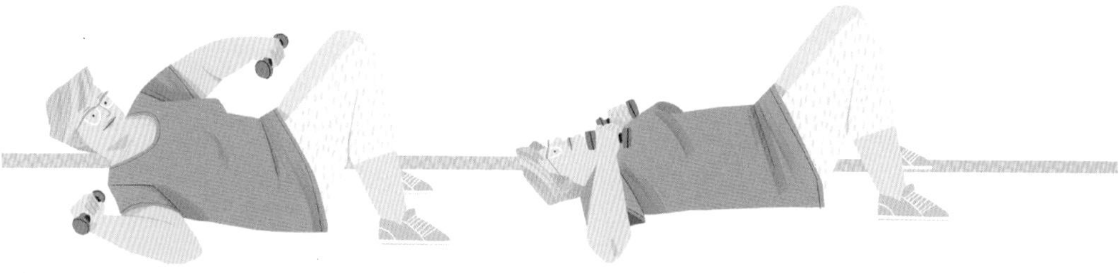

칼로리 태우기

파트너와 함께 하는 프로그램

운동을 해서 칼로리를 최대한 태우는 좋은 방법 중 하나는 저항을 늘리기 위해 덤벨 무게를 높이고 자신의 몸무게를 이용하는 것입니다. 이 프로그램은 근육을 운동시키고 심박수를 높여서 지방을 태우는 데 일조합니다. 목표로 한 운동 강도 범위 안에서 운동을 하고 있는지를 확인해보려면, 친구와 함께 대화를 하면서 이 프로그램을 해보세요. 숨이 차더라도, 대화를 이어나갈 수 있어야 합니다. 숨이 가빠서 말을 할 수 없을 만큼 힘들면 멈추고 휴식을 취하세요.

프로그램

1 한 다리 크런치(68쪽): 오른쪽 왼쪽 각 10회

2 몸 돌려 스쿼트 2(94쪽): 12회

3 덤벨 쥐고 크런치(98쪽): 20회

4 펀치 크런치(100쪽): 20회

주의!

너무 힘들다면 처음에는 덤벨 없이 해보세요. 가볍고 잡기 편한 통조림 캔을 들고 할 수도 있습니다.

1

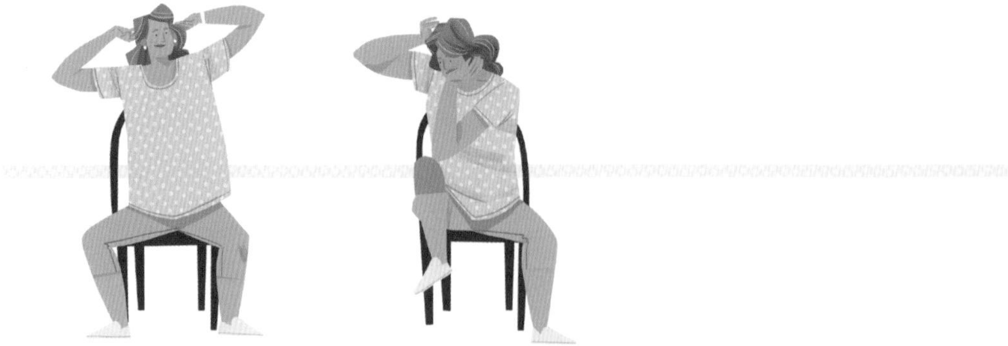

2

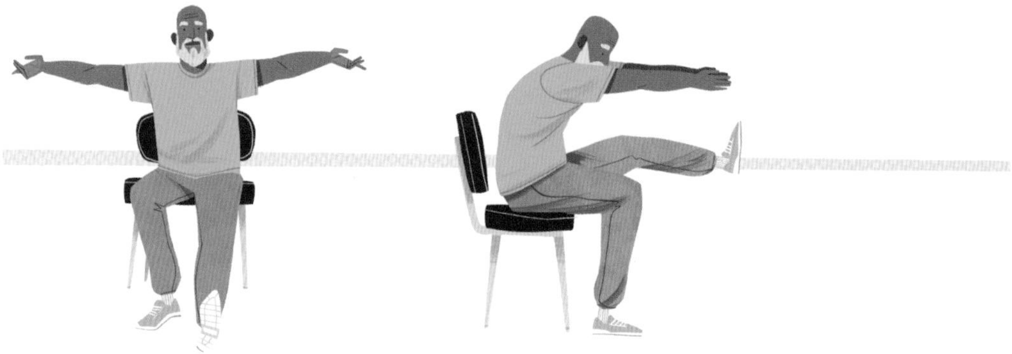

3

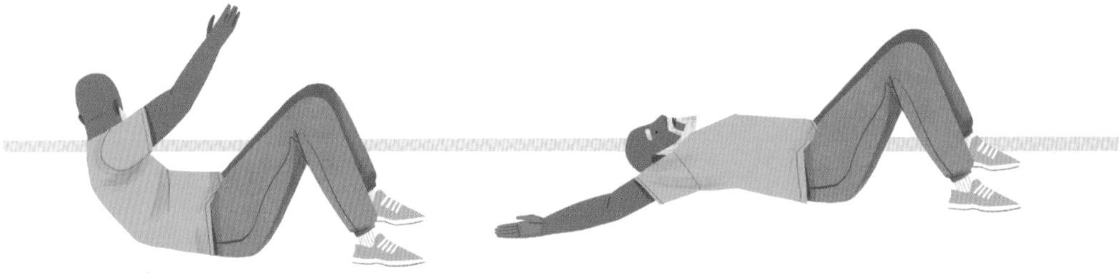

4

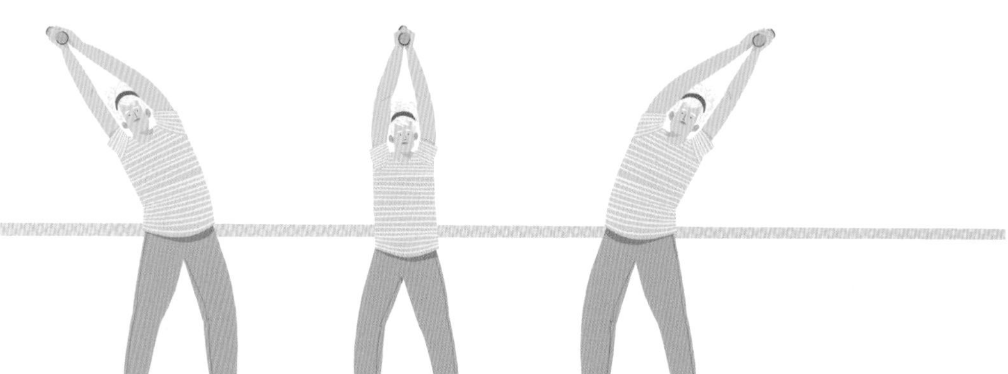

코어 폭발시키기

파트너와 함께 하는 프로그램

이 책에서 코어가 어떻게 몸통 둘레를 감싸고 있는지 여러 번 말씀드렸습니다만, 다들 정말로 원하는 건 배를 홀쭉하게 만드는 것이겠지요. 이 프로그램은 복직근과 복횡근에 집중해 목표를 달성하게 도와줍니다. 운동 친구를 만드는 것은 책임감을 더 느끼며 새로운 목표를 달성하도록 자신을 밀어붙이는 확실한 방법입니다. 이 프로그램을 친구와 함께 해서 운동할 때마다 횟수를 조금씩 더 늘려갈 수 있도록 서로를 북돋아주세요.

프로그램

1 대각선 크런치(24쪽): 20회

2 다리 쭉 뻗어 크런치(36쪽): 오른쪽 왼쪽 각 10회

3 지렛대 크런치(78쪽): 오른쪽 왼쪽 각 10회

4 덤벨 들고 옆으로 기울이기(82쪽): 15회

주의!

크런치를 해도 되지만 목을 이용해 크런치를 하지는 마세요. 턱을 들고 목을 길게 늘입니다. 머리는 바닥에서 10센티미터 정도만 띄워도 됩니다. 윗몸일으키기와는 다릅니다.

1

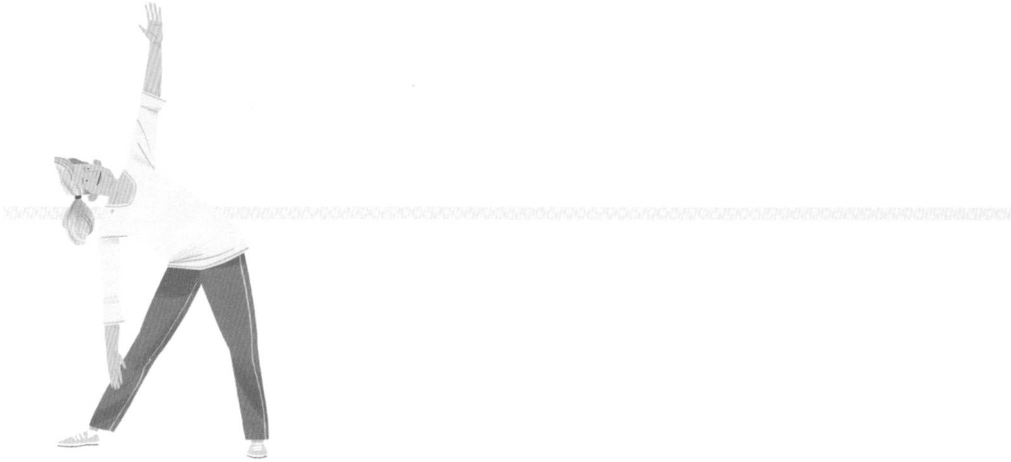

2

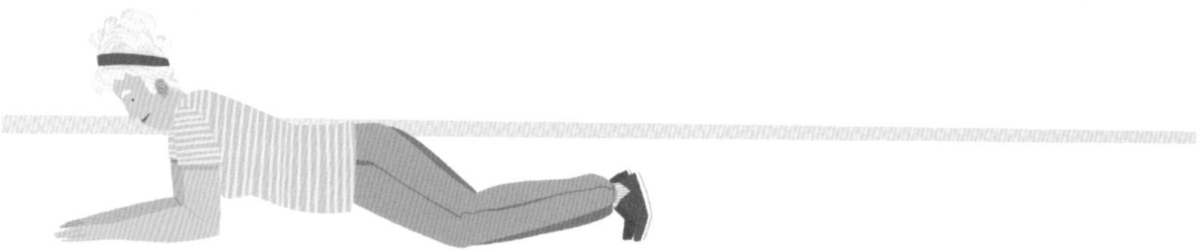

3

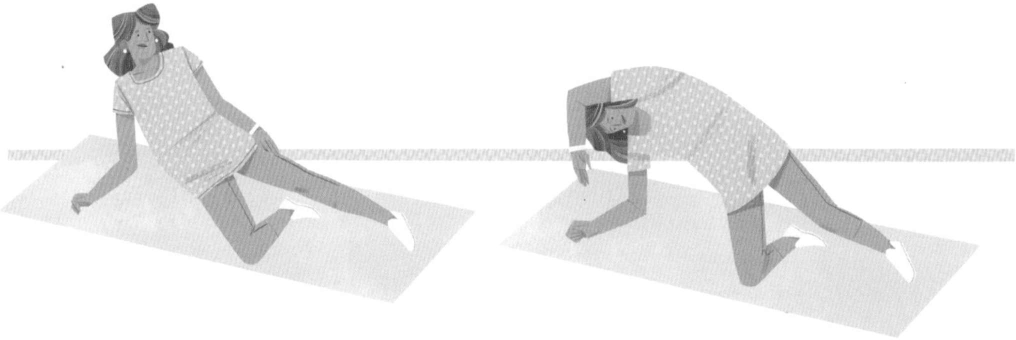

4

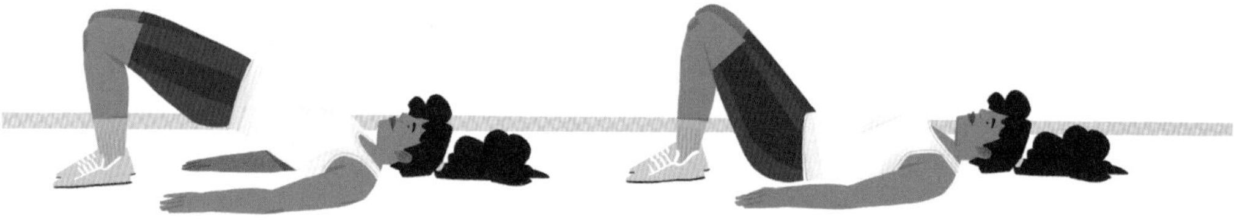

지구력 늘리기

파트너와 함께 하는 프로그램

동작을 반복하기보다 한 자세를 유지하는 정적인 운동들은 부상 없이 근력을 늘리는 좋은 방법입니다. 이 프로그램은 근육이 타들어가는 것 같은 느낌을 들게 하여 체력을 테스트합니다. 이 동작들에서는 바른 자세가 무엇보다 중요하기 때문에 파트너와 함께 해서 서로의 자세를 봐주는 것이 이상적입니다.

프로그램

1. 삼각형(54쪽): 오른쪽 왼쪽 각 30초간 유지
2. 무릎 대고 플랭크(62쪽): 30초간 유지 후 짧은 휴식, 다시 30초간 유지
3. 옆으로 플랭크 변형(64쪽): 30초간 유지 후 짧은 휴식, 다시 30초간 유지
4. 브릿지(80쪽): 10회, 상체를 든 자세에서 3~4초간 유지

주의!

프로그램을 할 때마다 운동 시간을 늘려서 한 단계 위로 도전해보세요. 시간이 지나면 플랭크를 1분까지 할 수 있게 될지도 모릅니다. 자세를 유지하는 동안에도 계속 숨을 쉬세요!

1

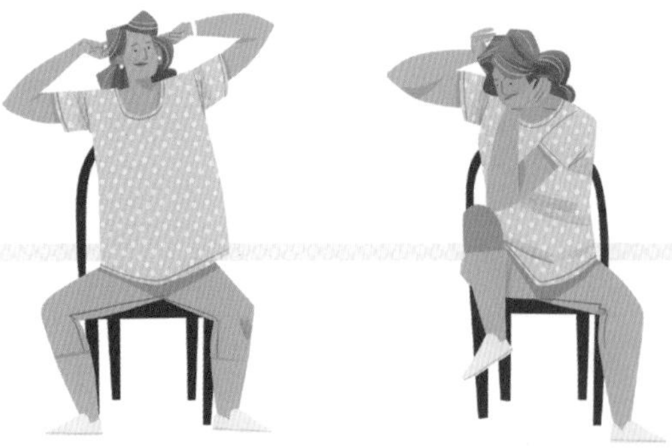

2

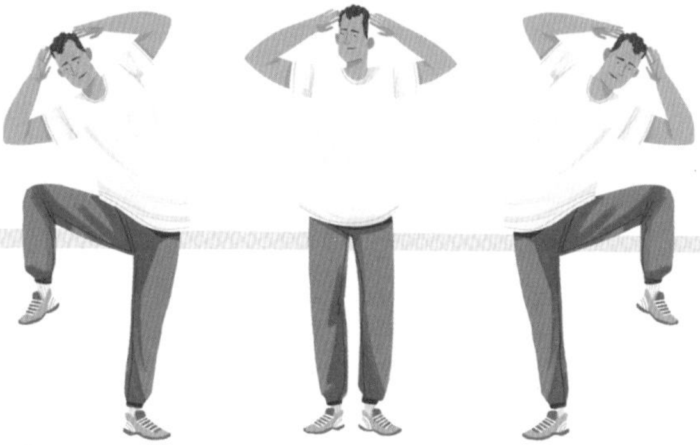

3

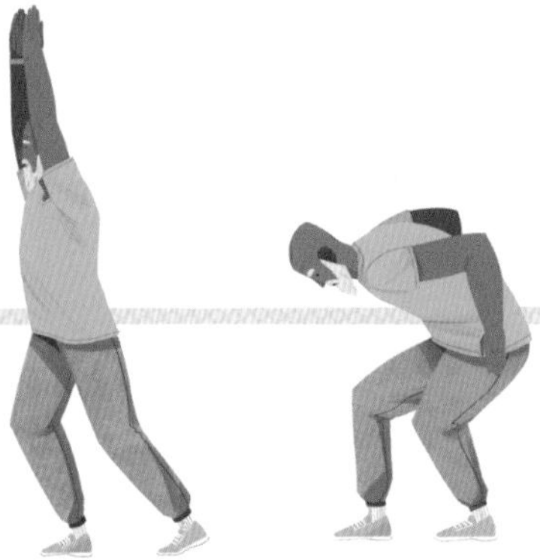

4

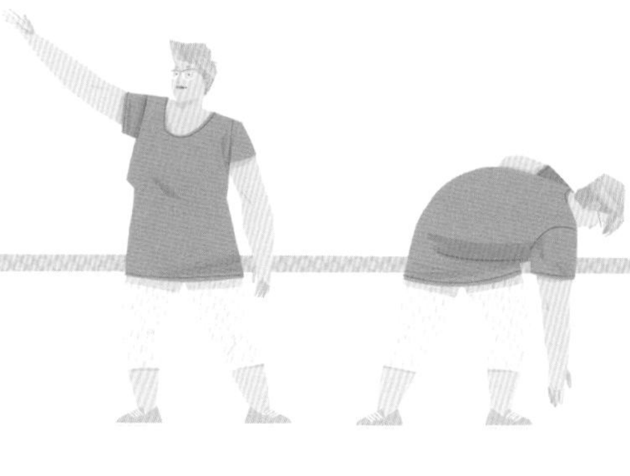

춤추기

파트너와 함께 하는 프로그램

댄스스포츠, 고전무용, 아이돌 댄스 추실 분? 춤추는 걸 좋아하는 사람들에게 이 프로그램은 스텝을 밟는 동안 몸이 가볍고 안정적으로 느껴지게 해줍니다. 새로운 동작을 시험해볼 파트너를 구해서 이 프로그램을 함께 해보세요. 운동은 몸에 좋은 활동을 하면서 친밀한 교감을 나누기 위한 아주 좋은 방법입니다.

프로그램

1 대각선 크런치(24쪽): 20회

2 다리 들어 옆으로 크런치(46쪽): 오른쪽 왼쪽 각 8회

3 대각선 뒤로 빼기(56쪽): 오른쪽 왼쪽 각 8회

4 가로질러 끌어내리기(60쪽): 오른쪽 왼쪽 각 8회

주의!

좀더 높은 단계로 도전하고 싶다면, 각 운동법에 소개된 '변형' 방법을 활용해 난이도를 높일 수 있습니다. 횟수를 늘리거나 프로그램 전체를 반복할 수도 있습니다.

1

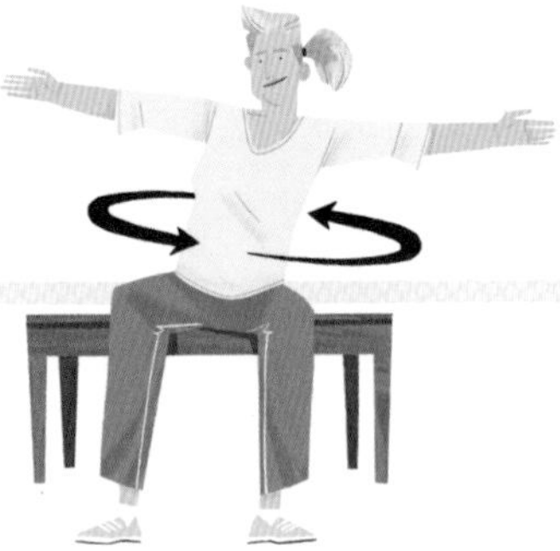

2

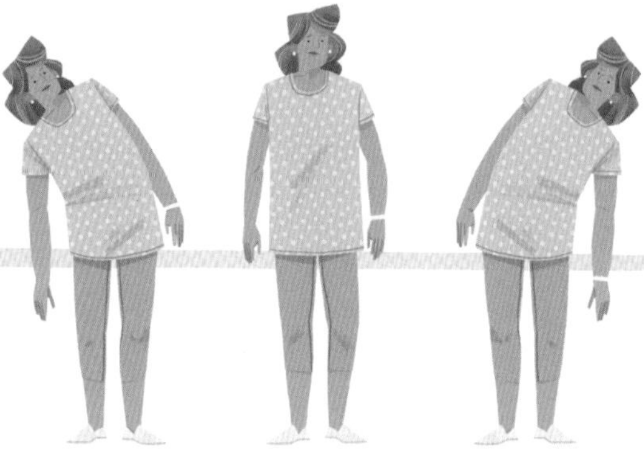

3

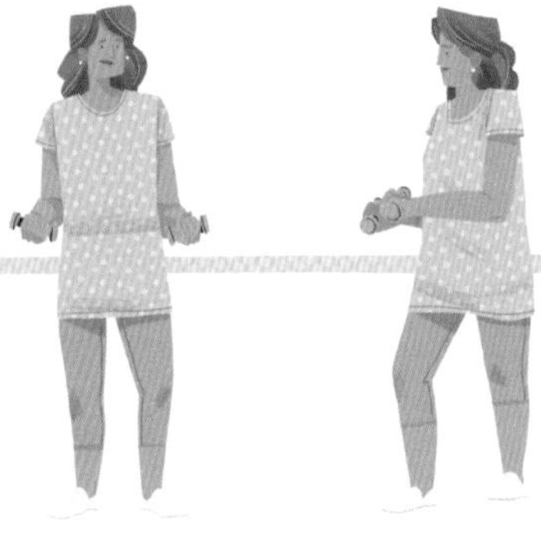

4

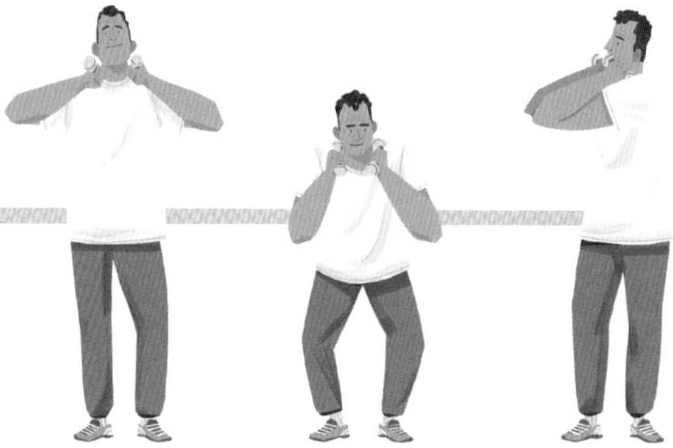

여행하기

파트너와 함께 하는 프로그램

캐리어를 들어올리고 끌고 다니는 것부터 비행기를 타고 내리는 것까지, 여행은 몸이 편한 활동은 아닙니다. 이 프로그램은 편하게 세상 구경을 하는 데 필요한 근력을 유지할 수 있도록 도움을 줍니다. 이 프로그램은 이 책에서 어려운 축에 속하니, 친구와 함께 서로 격려해주면서 건강해지세요.

프로그램

1 배로 원 그리기(34쪽): 오른쪽 왼쪽 각 10회

2 옆으로 기울이기(44쪽): 20회

3 몸 돌려 런지(84쪽): 오른쪽 왼쪽 각 8회

4 몸 돌려 스쿼트 1(86쪽): 20회

주의!

여행을 좋아하신다면 **자유롭게 움직이기**(116쪽)도 자유롭게 혼자서 움직일 수 있게 도와주는 운동들로 구성된 훌륭한 프로그램입니다.

1

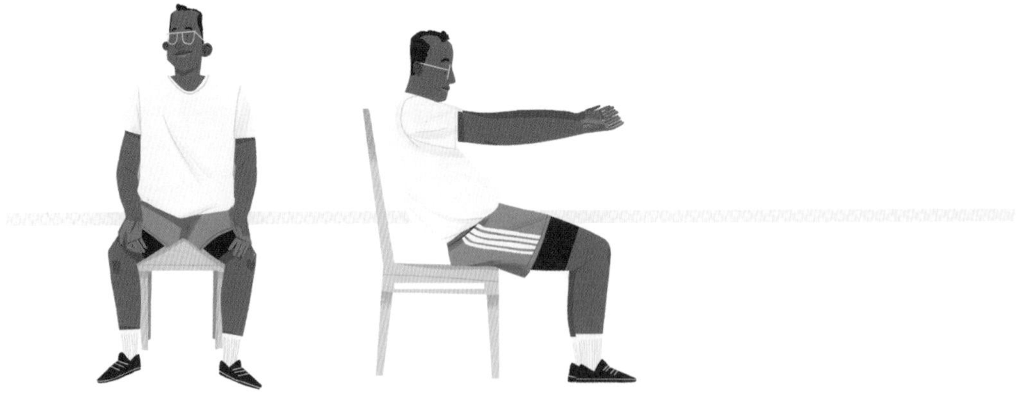

2

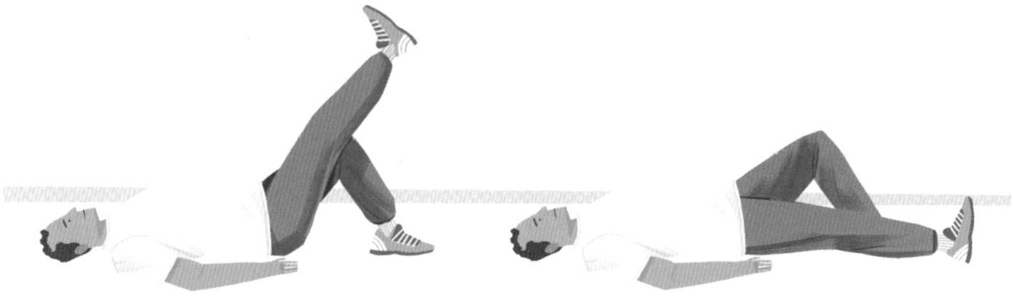

3

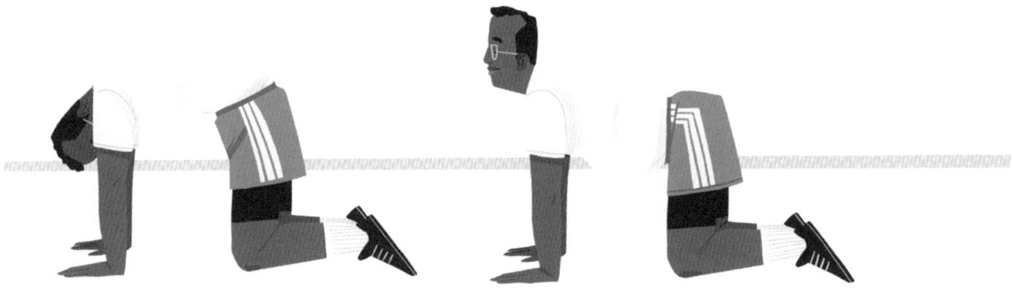

4

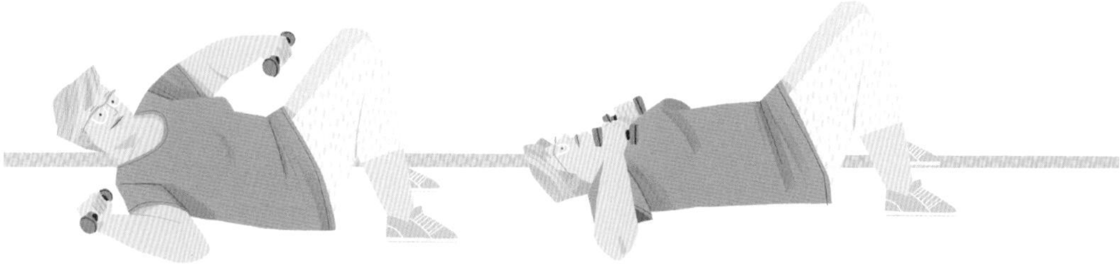

상쾌하게 아침 시작하기

파트너와 함께 하는 프로그램

아침에 일어났을 때 컨디션이 어떤지에 따라 그날 하루가 완전히 달라지지요. 아픈 데 없이 매일 잠자리에서 일어나게 해주는 이 프로그램을 이용해서 상쾌하게 하루를 시작해보세요. 운동을 하는 동안 배우자나 가족에게 같이 하자고 제안해보세요. 하루를 시작하기 전에 잠시 동안 함께 즐기는 겁니다.

프로그램

1 천천히 뒤로 기울이기(30쪽): 10회

2 한 다리 올리기(66쪽): 오른쪽 왼쪽 각 8회

3 고양이와 소(70쪽): 10회

4 펀치 크런치(100쪽): 20회

주의!

이부자리도 **천천히 뒤로 기울이기** 같은, 앉아서 하는 운동을 하기에 아주 좋은 장소입니다.

미래: 매일매일의 습관

이제 여러분의 하루 일과에 코어 근력 운동 계획이 잡혔네요. 부디 여러분의 노력이 이 책을 덮을 때까지 멈추지 않기를 바랍니다. 과학자들에 의하면, 한 사람이 새로운 습관을 만들려면 어디서든 18일에서 254일까지 걸린다고 합니다. 너무 긴 시간처럼 보이겠지만, 투자할 가치가 있습니다.

새로운 습관을 만들기 위해서는 꾸준함이 핵심입니다. 매일 하는 5분, 10분간의 코어 운동은 효과가 있지만, 이따금씩 하는 5분은 크게 도움이 되지 않습니다. 효과를 보려면, 5분 코어 운동을 일과로 만들어야 합니다. 하지만 코어 운동도 과유불급이라는 걸 명심해야 합니다. 전에 없던 통증이 느껴지면 하루를 쉴 필요가 있습니다. 운동 중에 상처가 날 수는 있지만 통증은 안 돼요!

자기만의 프로그램을 매일매일, 장기적으로 하면, 코어 근육이 더 튼튼해지는 게 느껴질 겁니다. 영양가가 높은 음식을 선택하고 유산소 운동을 추가하면, 옷이 헐렁해지고 근육이 눈에 보일 거예요. 가장 중요한 것은 질병에 대한 위험 요인들을 낮추고 낙상이나 다른 부상을 입을 가능성을 줄이는 것입니다.

새로운 습관을 들이는 데 자신의 의지만을 믿을 필요는 없습니다. 다음 팁들은 코어 근력 운동을 매일 할 수 있도록 도울 겁니다.

운동을 하는 이유의 리스트를 만들어보세요

코어 근력을 향상시키려는 이유를 종이에 적어서 잘 보이는 곳에 붙여놓으세요. 자신만의 '이유'를 정기적으로 되새기는 것만으로도 매일의 운동은 해야 하는 일이 아니라 하고 싶은 일이 될 겁니다.

알림 설정 기능을 이용하세요

스마트폰이 있다면, 매일 알림 설정을 해보세요. 아이폰에서는 시계 앱을 사용해서 매일 또는 일주일 중 며칠을 정해 같은 시간에 알람이 울리도록 맞춰보세요. 앱스토어나 구글플레이 스토어에는 무료 앱도 많아서 캘린더 일정 알림이나 문자 메시지 알림 등을 활용할 수 있습니다. 좀더 전통적인 알림을 원하시나요? 그렇다면 하루 5분 시간을 내도록 알려주는 포스트잇을 사용하세요. 포스트잇은 짧은 격려의 말들을 적어두기에도 아주 좋습니다. "나는 강하다" "나는 건강할 자격이 있다" "나의 성공은 내가 만들어간다"처럼 긍정적인 마음가짐을 갖는 데 도움이 되는 문장들이요.

즐거운 하루 일과로 만드세요

최고의 운동은 운동처럼 느껴지지 않는 운동입니다. 운동하는 5분을 여러분이 좋아하는 것과 섞어서 더 재미있게 만드세요. 좋아하는 금요일 밤 텔레비전 프로그램, 신나는 음악 리스트, 또는 손주들과의 전화 통화 같은 것이요.

함께 할 친구를 찾아보세요

매일 코어 운동을 함께 할 만한 친구를 찾아서 서로에게 책임감을 느끼는 관계를 만드세요. 정기적으로 만날 수 있는 사람이 아니어도 됩니다. 페이스타임이나 줌 같은 영상 통화 기술을 이용하면 예전보다 쉽게 친구와 가족 들과 연락할 수 있습니다. 아무리 지구 반대편에 있다고 해도 말이지요.

이제 건강한 새로운 습관을 만들어야 할 시간입니다. 더 튼튼하고 더 자유롭게 움직이고 통증은 없는 몸을 향해 첫발을 내딛는 여러분에게 갈채를 보냅니다. 스스로 발전해가시길 진심으로 바랍니다.

참고 사이트 및 문헌

AARP (American Association of Retired Persons) 미국은퇴자협회. 건강한 생활과 뇌 건강에 대한 정보.

ASA (American Seniors Association) 미국시니어협회. 시니어들에게 필요한 생활 정보.

ElderGym.com 스트레칭, 균형 잡기, 자세 등에 관한 홈트레이닝 정보.

Fitness Over Fifty. 50세 이상을 위한 근력 운동. 미국 국립노화연구소에서 발간한 운동가이드.

FitnessWithCindy.com 이 책의 저자 신디 브레즈가 운영하는 인터넷 사이트로, 시니어 운동 영상이 많다.

NCOA (National Council on Aging) 국립노화위원회. 노인의 식생활과 만성 질병 관리 등에 관한 정보.

SeniorLifestyle.com 시니어들이 도움받지 않고 사는 삶을 위한 생활 정보.

SilverSneakers.com 65세 이상 회원들을 위한 의학 정보.

Younger Next Year 크리스 크롤리와 헨리 로지 박사가 만든 운동 프로그램.

AARP. "2018 Home and Community Preferences: A National Survey of Adults Ages 18-Plus." Accessed November, 2020. AARP.org/research/topics/community/info-2018/2018-home-community-preference.html.

Centers for Disease Control and Prevention. "Keep on Your Feet—Preventing Older Adult Falls." Accessed November, 2020. CDC.gov/injury/features/older-adult-falls/index.html.

Harvard Health Publishing. "Never Too Late: Exercise Helps Late Starters." Harvard *Men's Health Watch* (blog). Accessed November, 2020. Health.Harvard.edu/mens-health/never-too-late-exercise-helps-late-starters.

Healthline. "How Long Does It Take for a New Behavior to Become Automatic?" Accessed November, 2020. Healthline.com/health/how-long-does-ittake-to-form-a-habit#tips-and-tricks.

Healthline. "Why It's Never Too Late to Start Exercising." Accessed November, 2020. Healthline.com/health-news/why-its-never-too-late-to-start-exercising.

National Council on Aging. "The 2015 United States of Aging Survey." Accessed November, 2020. https://www.unitedhealthgroup.com/content/dam/UHG/PDF/2015/USofAging-2015-Fact-Sheet.pdf.

Preidt, Robert. "Wider Waistline May Mean Shorter Lifespan: Study." Nourish by *WebMD* (blog). Accessed November, 2020. WebMD.com/diet/news/20140314/wider-waistline-may-mean-shorter-lifespan-study.

Shafrin J., Sullivan J., Goldman D. P., Gill T. M. (2017) "The association between observed mobility and quality of life in the near elderly." PLoS ONE 12(8): e0182920. https://journals.plos.org/plosone/article?id=10.1371/journal.pone.0182920.

옮긴이 주석

1 고유수용감각

쉽게 말해 우리 몸 각 부분이 어디에 위치하는지, 움직임이 있는지, 자극을 받는지 등을 감지하여 중추신경계로 전달하는 감각을 말합니다.

2 크런치

대표적인 복근 운동으로, 주로 복직근 강화가 목표입니다. 누워서 상체를 들어올릴 때 허리가 바닥에서 떨어지지 않아야 하며, 근육을 이완할 때도 복부에 힘을 주고 있어야 합니다. 이 책의 99쪽 '덤벨 쥐고 크런치의 설명을 참조하세요.

3 저항 운동

저항을 활용해 근육을 강화하는 무산소 운동을 말합니다. 여기서 저항이란 중력의 반대 방향으로 들어올리는 웨이트나 잡아당기는 밴드, 또는 운동하는 사람의 몸무게일 수 있습니다.

4 중량 밴드

운동 효과를 높이기 위해 발목이나 팔목에 착용하는 무게가 있는 밴드를 말합니다.

5 메디신볼

농구공처럼 생겼으나 그보다 무게가 있는 운동기구입니다.

6 고관절 굴근

체중을 지탱하고 허리를 구부리고 무릎을 들어올리는 등의 신체 움직임에 관여하는 근육군입니다. 장요근, 대퇴직근, 봉공근 등 엉덩이, 골반, 허벅지 부위에 있습니다.

7 **중립 자세**

귀와 어깨, 엉덩이가 일직선으로 된, 모든 관절이 바르게 꼿꼿이 선 상태를 말합니다. 이때는 관절이 덜 눌려서 편안함을 느낄 수 있습니다.

8 **케틀벨**

쇠공에 손잡이가 달린 형태의 운동기구입니다. 코어 강화에 도움이 되며 몸의 균형을 유지하는 데에도 좋은 운동인데, 앞뒤로 흔드는 '스윙'은 반드시 전문가에게 자세를 배워야 합니다.

9 **햄스트링**

허벅지 뒤쪽에 있는 근육으로 움직임을 멈추거나 방향을 바꿀 때 매우 중요한 역할을 하는 근육입니다.

10 **플랭크**

나무판자라는 뜻으로, 팔꿈치가 어깨와 일직선이 되도록 엎드린 채, 몸 전체를 일자가 되게 하여 척추 주변 근육을 발달시키는 가장 기본적인 코어 운동입니다.

11 **등척성 운동**

근육이 늘어났다 줄어들었다 하지 않고, 근육이 수축된 상태로 근육의 길이가 변하지 않는 정적인 운동을 말합니다. 힘을 준 상태에서 버티는 운동들이 여기에 속합니다.

12 **런지**

한 발을 내딛거나 뒤로 뻗어 그 상태로 자세를 낮추었다 다시 일어나기를 반복하는 운동입니다.

13 **스쿼트**

허리를 굽히거나 무릎을 내밀지 않고 엉덩이를 뒤로 빼서 앉았다 일어나기를 반복하는 운동입니다. 그냥 주저앉았다 일어나는 것이 아니므로 반드시 전문가에게 자세를 배워야 합니다.

운동 목록

개별 운동

앉아서 하는 운동

서서 하는 운동

매트에서 하는 운동

웨이트를 이용하는 운동

5분 프로그램

시니어를 위한

하루 5분 코어 운동

1판1쇄 펴냄 2022년 11월 28일

지은이 신디 브레즈, 타미 브레즈 제니티스
옮긴이 이주민

펴낸이 김경태 **편집** 홍경화 성준근 남슬기 한홍비 **디자인** 박정영 김재현
마케팅 전민영 유진선 **경영관리** 곽근호

펴낸곳 (주)출판사 클
출판등록 2012년 1월 5일 제311-2012-02호
주소 03385 서울시 은평구 연서로26길 25-6
전화 070-4176-4680 **팩스** 02-354-4680 **이메일** bookkl@bookkl.com

ISBN 979-11-92512-10-5 13510